AF611333

DISSERTATION

SUR

LA MONOMANIE.

DISSERTATION

SUR

LA MONOMANIE,

PAR

LE DOCTEUR GILLET,

MÉDECIN EN CHEF DE L'HOSPICE ET DE LA MAISON DE SANTÉ St-FRANÇOIS
DE St-NICOLAS, VACCINATEUR SPÉCIAL DU CANTON, MEMBRE DE LA
COMMISSION D'INSPECTION DU TRAVAIL DES ENFANS DANS
LES MANUFACTURES, ETC., ETC.

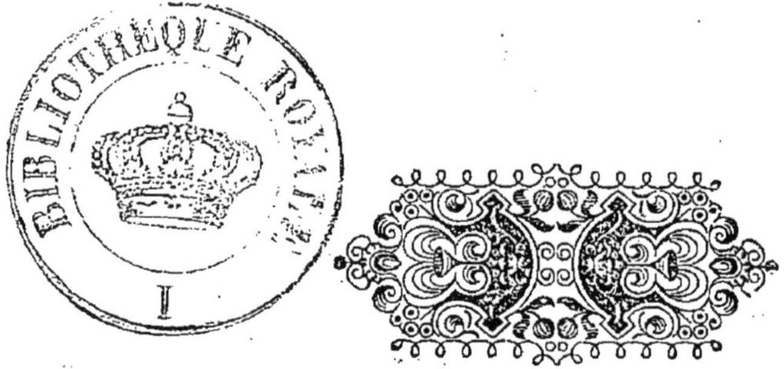

S.-NICOLAS,

IMPRIMERIE DE PROSPER TRENEL.

1845.

DISSERTATION

SUR

LA MONOMANIE.

PARMI les différentes lésions que peuvent éprouver les facultés intellectuelles et morales, celle que j'ai choisie pour sujet de ma Dissertation inaugurale mérite au plus haut point de fixer l'attention des médecins, soit parce que les individus qui en sont affectés sont de tous les aliénés ceux qui inspirent le plus d'intérêt, soit, enfin, parce que certaines formes de la monomanie peuvent pousser les malheureux qui en sont atteints à des actions dont la criminalité disparaît, lorsque l'on reconnaît la maladie.

Dans la folie, il y a lésion de toutes les facultés intellectuelles, ou de quelques-unes de ces facultés, avec perversion d'une ou de plusieurs facultés morales. La monomanie, au contraire, est un délire partiel, chronique apyrétique, borné à une seule idée, ou à une série d'idées, ou une perversion d'une ou de plusieurs facultés affectives, les autres facultés de l'intelligence et les autres penchans s'exerçant avec une intégrité plus ou moins complète. Enfin, comme l'indique fort bien ce mot, heureusement créé par M. Esquirol, la monomanie est une manie partielle.

La monomanie a été observée et reconnue par les médecins de tous les temps ; tous l'ont décrite, depuis Hippocrate, sous le nom de mélancolie (de μέλας, noir, et de χολή, bile), parce qu'elle est ordinairement accompagnée de tristesse et de crainte, et qu'ils attribuaient, avec Galien, les affections morales tristes à la dépravation de la bile. Dans les temps modernes, elle a été décrite avec beaucoup d'exactitude par plusieurs auteurs. CULLEN l'a distinguée de la manie et de l'hypocondrie, avec laquelle SYDENHAM l'avait confondue. Auparavant, FRÉDÉRIC HOFFMANN et BOERHAAVE l'avaient considérée comme un premier degré de la manie; PINEL a le premier tracé avec soin les caractères des différentes formes de cette vésanie [1]. M. FODERÉ l'a décrite avec exactitude dans son Traité du Délire [2], et M. ESQUIROL lui a consacré des articles remarquables dans le Dictionnaire des sciences médicales [3]. Enfin, DUBUISSON [4], FALRET [5], GEORGET [6] et plusieurs autres ont confirmé plus récemment les observations de leurs devanciers sur cette maladie.

Les anciens avaient assigné pour symptômes généraux à la mélancolie, l'air sombre et rêveur, la taciturnité, l'inquiétude, la défiance, la tristesse, l'abattement, le goût de la solitude, le

[1] Traité médico-philosophique sur l'aliénation mentale.

[2] Tome Ier.

[3] Tomes XXXII et XXXIV.

[4] Des vésanies, ou maladies mentales.

[5] De l'hypocondrie et du suicide.

[6] Examen de plusieurs procès criminels où la folie a été alléguée pour excuse.

découragement, le désespoir et l'ennui de la vie. Mais les modernes ont reconnu que le délire partiel s'accompagnait quelquefois d'une exaltation des fonctions intellectuelles, qui portait les malades à la gaieté, à l'enthousiasme et aux idées les plus riantes de félicité, de fortune, d'ambition. LORRY [1], et avant lui, LAZARE RIVIÈRE [2], font remarquer avec raison que les craintes, la défiance, l'abattement, la tristesse, ne sont pas les symptômes essentiels de la mélancolie, puisqu'on voit les individus affectés de délire partiel qui sont continuellement joyeux, satisfaits, vains, pleins de confiance dans l'avenir, qui rient, chantent sans cesse, et se persuadent qu'ils sont appelés aux plus hautes destinées. Plus tard, PINEL a établi ces deux formes opposées du délire partiel, et RUSH, faisant remarquer que le mot de mélancolie ne pouvait s'appliquer qu'à la forme la plus ordinaire, celle qui s'accompagne de tristesse et de crainte, divisa la mélancolie en mélancolie triste et en mélancolie gaie : il nomma la première *tristimanie* et la seconde *aménomanie*. Ces noms n'étaient pas

[1] *De melancholia, introductio.*

[2] *Praxeos medicœ, lib. I, c.*

heureusement formés, aussi M. ESQUIROL a proposé d'appeler la mélancolie triste *lypémanie* (λύπη, *tristitiam infero*, et μανία), et a créé le mot de *monomanie* pour désigner le délire partiel avec gaieté; mais ce dernier mot est trop compréhensif pour pouvoir s'appliquer seulement à l'une des formes du délire exclusif, et celui de lypémanie devient par cela même inutile ; aussi le nom de monomanie a-t-il été seul emprunté à M. ESQUIROL par des médecins, qui s'en servent pour désigner la mélancolie des anciens, quelle que soit la forme qu'elle présente.

Nous allons rapporter successivement les causes de la monomanie, ses phénomènes généraux, ses variétés, sa marche, ses terminaisons; nous présenterons ensuite les bases du traitement qu'il convient de lui opposer.

Étiologie.

Les climats et les saisons exercent une influence marquée sur la production des différentes espèces de manies. On sait que les habitans peu civilisés des pays de montagnes sont plus sujets à la nostalgie, que la mélancolie suicide est plus fréquente en Angleterre que partout ailleurs. On a observé aussi qu'un air brumeux et froid, ou, au contraire, un climat chaud et sec, où il règne habituellement des vents du nord ou du nord-est, prédisposaient à la folie et à la monomanie en particulier. Suivant HIPPOCRATE et les auteurs qui ont écrit sur l'aliénatiou mentale, on observe plus de monomanies en automne que dans les autres saisons, et d'autant plus, suivant la remarque de CABANIS, que les mois qui ont précédé ont été plus chauds et plus secs. On conçoit d'autant mieux l'exactitude de cette opinion, que l'on sait combien les commencemens de la mauvaise saison prédisposent aux rêveries, à la tristesse et aux idées mélancoliques. Cependant M. ESQUIROL est disposé à penser que le printemps et l'été produisent plus de mélancoliques que les autres saisons de l'année, il reconnaît, néanmoins, que le printemps est l'époque la plus favorable à la guérison de la monomanie, tandis qu'elle s'exaspère ordinairement pendant l'automne et l'hiver.

Les femmes sont plus souvent affectées de monomanie, ainsi que des autres espèces de folies, que les hommes. Suivant un rapport fait en 1823 par M. DESPORTES, sur l'état des aliénés dans les hospices de Paris, on a admis à Bicêtre quatre mille cinq cent cinquante-deux aliénés, et sept mille deux cent vingt-trois aliénées à la Salpétrière; et à la fin de 1820, il y avait mille quatre cent deux femmes aliénées à la Salpétrière, et seulement sept cent quarante hommes aliénés à Bicêtre. M. ESQUIROL a trouvé, dans divers hospices de France, que le nombre des femmes aliénées était à celui des hommes dans le rapport de sept à cinq.

On peut d'abord s'étonner de ce que la fréquence des maladies mentales est plus grande chez les femmes que chez les hommes, si l'on considère que les charges de la famille et de la société pèsent plus sur ceux-ci que sur les premières; que les hommes sont plus en proie aux tourmens de l'ambition, de l'orgueil et de la cupidité; mais cet étonnement cesse, quand on réfléchit que les femmes ont, en général, une plus grande sensibilité physique et morale; que la raison a chez elles moins d'empire sur les passions; que la vie agitée de l'homme, la culture de son esprit, préviennent cette concentration des idées et des affections, qu'une vie sédentaire et l'oisiveté intellectuelle favorisent chez la femme ; que la menstruation, la grossesse, l'accouchement et l'allaitement, sont la source de troubles fréquens dans ses fonctions nerveuses ; que chez elle les idées religieuses mal comprises l'exaltent souvent jusqu'au fanatisme ; que la femme, enfin, est plus agitée que l'homme par les orages de l'amour, qui exerce sur elle une si grande influence qui joue un rôle si important dans son existence morale, qui est pour elle la source de tant de chagrins, lorsqu'il est contrarié ou méprisé ; aussi ZIMMERMANN a dit avec autant de raison que de sagacité, que les hommes étaient fous par orgueil, les filles par amour et les femmes par jalousie.

L'enfant, exempt des passions, l'est aussi de la folie ; cependant on a vu l'envie produire quelquefois dans l'enfance une véritable mélancolie. C'est à l'âge où les passions agitent le plus la vie de l'homme, que l'on observe le plus de monomanies ; c'est, en effet, de vingt-cinq à quarante ans qu'on en est le plus souvent affecté. On voit, dans un relevé de M. ESQUIROL, fait pendant quatre années, vingt-sept monomanes de vingt ans, soixante-quatre de vingt-cinq, soixante-deux de trente, quarante-sept de trente-cinq, cinquante-deux de quarante, quarante-huit de quarante-cinq, trente-huit de cinquante, et onze seulement de cinquante-cinq.

Le tempérament exerce une grande influence sur le développement de la monomanie : elle affecte spécialement les individus d'une constitution en même temps nerveuse et bilieuse ; c'est le tempérament mélancolique des anciens, dont HALLÉ[1] a tracé avec exactitude les caractères distinctifs. Ceux qui en sont doués, ou plutôt affligés, ont la taille haute, le corps grêle, les muscles minces, mais fortement dessinés en raison du peu d'épaisseur du tissu cellulaire, la poitrine étroite, la peau brune ou jaunâtre, les cheveux noirs, la physionomie triste, les yeux caves, quelquefois pleins de feu, le regard timide ou fixe, une sensibilité exquise, des passions extrêmes ; ils aiment avec enthousiasme, ils haïssent avec opiniâtreté ; rêveurs, taciturnes, défians, ombrageux, ils concentrent leurs affections ; la société les importune, ils cherchent la solitude pour s'y livrer sans contrainte à l'exaltation de leur imagination. Très-

[1] Dictionnaire des sciences médicales, tome LIII.

aptes à la culture des sciences et des arts, il se font remarquer par la hauteur de leur intelligence, l'étendue de leur conception, l'originalité et la force de leurs idées. Ce tempérament fut celui de beaucoup d'hommes de génie, et voilà pourquoi l'on dit que les grands hommes sont ordinairement mélancoliques. Combien de fois n'a-t-on pas nommé CATON, CÉSAR, le TASSE, PASCAL, OLIVIER CROMWELL, GILBERT, J.-J. ROUSSEAU, etc., pour établir la vérité de cette assertion.

On conçoit que les professions et le genre de vie doivent exercer une grande influence sur le développement de la monomanie, comme sur celui des autres vésanies. Si le travail du corps est, comme on l'a dit, le frein le plus puissant des passions, il produit aussi des modifications avantageuses dans la constitution, en développant les forces, en répartissant également l'activité vitale dans tous les organes, et en prévenant surtout la prédominance d'action du système nerveux. Aussi l'oisiveté, le passage d'une vie active au repos et à la mollesse, comme on le voit chez les hommes retirés des affaires, les travaux immodérés de l'esprit, des occupations mystiques, des études abstraites, surtout si la raison de celui qui s'y livre n'est pas assez forte pour s'élever à leur hauteur, disposent à la mélancolie. Il en est de même d'une vie dissipée et frivole, ou, au contraire, de l'habitude de la solitude, comme l'a remarqué ZIMMERMANN[1]; aussi LAFONTAINE nous dit-il que le bon sens ne loge pas long-temps dans un corps séquestré.

La mélancolie, comme les autres vésanies, peut dépendre d'une prédisposition héréditaire. Cette influence est même si fréquente, qu'elle a frappé tous les observateurs. Au rapport de M. ESQUIROL, sur trois cent vingt et une aliénées admises à la Salpétrière, cent cinq, ou à peu près un tiers, avaient eu des parens aliénés; et sur deux cent soixante-quatre malades des classes riches, cent cinquante ou plus de la moitié étaient dans le même cas : on assure que les individus engendrés par des parens âgés sont plus prédisposés à la mélancolie.

Suivant le rapport de M. DESPORTES, que j'ai cité plus haut, sur mille sept cent vingt-six femmes aliénées, neuf cent quatre-vingts sont célibataires,

[1] Traité de la Solitude, considérée par rapport à l'esprit et au cœur.

deux cent quatre-vingt-onze sont veuves, trois cent quatre-vingt-dix-sept seulement sont mariées. Sur sept cent soixante-quatre hommes aliénés, quatre cent quatre-vingt-douze sont célibataires, cinquante-neuf sont veufs, et deux cent un sont mariés. Or, on sait, que dans les hospices d'aliénés, la moitié au moins de la population est formée de monomaniaques. On doit conclure de ces faits que le célibat favorise le développement de la monomanie, et des autres aliénations mentales ; et l'on ne saurait s'en étonner, si l'on réfléchit que le mariage est ordinairement, et pour les femmes surtout, un abri contre l'orage des passions qui exercent le plus d'influence sur la production de la manie.

Enfin il faut chercher dans l'éducation la prédisposition à un grand nombre de monomanies : tantôt la tendresse irréfléchie des parens cède à tous les caprices de l'enfant, celui-ci, habitué à céder à tous ses penchans, à voir toutes les volontés plier devant la sienne, n'a pas, lorsqu'il est homme, la force d'ame nécessaire pour résister à l'adversité : le premier coup du sort l'abat, le plonge dans une mélancolie qui le conduit souvent au délire et quelquefois au suicide. D'autres fois, au contraire, une sévérité excessive développe un caractère morose, inquiet, qui s'aigrit progressivement. Enfin, depuis la révolution principalement, chacun s'efforce de donner à son fils une éducation supérieure à son rang, et il en résulte souvent que les enfans, méprisant le savoir de leurs parens, dédaignent les conseils de leur expérience. Mais hâtons-nous d'exposer les causes déterminantes de la monomanie.

Quelquefois la prédisposition, lorsqu'elle est bien marquée, suffit pour déterminer l'explosion du délire, ou du moins, pour le faire éclater sous l'influence de causes si légères qu'elles ne sont pas appréciées, c'est ce que l'on remarque principalement dans les cas d'hérédité.

Les causes les plus puissantes et les plus fréquentes de la monomanie sont les affections morales. En effet, l'amour contrarié, la jalousie, la crainte, la terreur, la colère, l'amour-propre blessé, l'orgueil humilié, les inquiétudes d'un zèle religieux exagéré, les revers de la fortune, les chagrins domestiques, la honte, les remords, la pudeur outragée, l'ennui qui accompagne l'oisiveté, le dégoût qui succède à l'abus des jouissances de toutes espèces, les veilles, les excès d'étude, l'exaltation de l'imagination entretenue et excitée par la lecture des romans, sont les causes ordinaires de la monomanie.

Outre les causes morales de cette maladie, il en est d'autres que l'on veut appeler physiques, telles sont, le besoin non satisfait de l'union des sexes, et ce qui est plus fréquent, l'abus des plaisirs de l'amour, et l'onanisme, qui fait plus de victimes parmi les hommes que parmi les femmes, ce n'est pas que celles-ci se livrent moins à cette détestable habitude, mais c'est que chez les premiers, les jouissances vénériennes déterminent une plus grande dépense de vie ; le jeûne prolongé, surtout quand il est imposé par l'exaltation religieuse ; les excès de table, l'abus des boissons alcooliques, du thé, du café, de l'opium. Quelques médecins pensent que le grand nombre de suicides que l'on observe en Angleterre, pourrait bien être en partie attribué à l'usage abusif que l'on y fait des boissons excitantes. Mais M. Fodéré ne pense pas que les excès de liqueurs alcooliques produisent aussi souvent l'aliénation mentale, que le croient la plupart des médecins : il fait observer qu'on en buvait autrefois au moins autant en Angleterre qu'à présent, et que cependant le nombre des aliénés s'y est accru d'une manière prodigieuse depuis quelque temps ; qu'on se livre moins en France à l'abus du vin de nos jours qu'autrefois, quoique les fous s'y multiplient continuellement ; que cette cause est si peu puissante, que, sur deux cent soixante-quatre cas, M. Pinel en cite seulement vingt-six par abus du vin, et M. Esquirol trois sur cent quatre-vingt-dix-neuf. Georget partage l'opinion de M. Foderé ; suivant lui on s'est contenté de noter l'habitude de l'ivresse chez les aliénés, et l'on a négligé de rechercher s'ils n'auraient pas été soumis à d'autres causes : il ajoute que l'ivrognerie produit ordinairement un genre de folie particulier ; que tantôt elle conduit lentement à l'abrutissement, à la démence, à la stupidité ; que tantôt elle occasionne des accès de manie passagers qui durent une ou plusieurs semaines tout au plus ; mais que très-rarement elle détermine un état de mélancolie ou de manie ordinaire. Sans rien vouloir décider sur cette question, nous ferons remarquer que l'habitude de l'ivresse conduit souvent au suicide.

On a vu la suppression des menstrues, celle du flux hémorrhoïdal et des exanthèmes chroniques, déterminer la monomanie chez ceux qui y étaient prédisposés. La constipation, ou plutôt la lésion des fonctions digestives qui la détermine, peut avoir le même résultat. On sait ce que disait VOLTAIRE de l'influence de la constipation sur les dispositions morales des grands. La monomanie succède quelquefois à l'hystérie, à l'hypocondrie : on la voit aussi, mais moins souvent que l'idiotisme, déterminée par l'épilepsie : enfin, on voit la monomanie succéder à la manie ; le délire, de général qu'il était, se limite à une seule série d'idées.

Les différentes causes que nous venons d'énumérer, n'agissent pas de la même manière : les unes sont assez énergiques pour déterminer subitement ou en peu de jours l'invasion du délire, tels sont les revers subits de fortune, le désespoir, l'orgueil humilié, un outrage à la pudeur, une frayeur vive, un accès de colère. Les autres agissent plus lentement, tels sont les excès d'étude, l'abus des plaisirs de l'amour, l'onanisme, la superstition, les chagrins domestiques : sous l'influence de ces causes, la raison s'altère insensiblement. Chez les individus prédisposés à la monomanie par hérédité ou par toute autre influence, on remarque, long-temps avant l'invasion du délire, quelques singularités dans leur manière d'être physique et morale, qui les fait remarquer de ceux mêmes qui sont étrangers à l'aliénation mentale : ils ont des travers d'esprit, des idées bizarres, une conduite singulière ; leurs pensées sont faibles, leurs jugemens sont légers : les uns négligent les études sérieuses et leurs affaires, pour s'adonner entièrement aux arts d'agrément ; d'autres sont présomptueux, entreprennent tout, et sont arrêtés par les premières difficultés. Ceux-ci sont irritables et emportés à l'excès ; ceux-là sont offusqués par un amour-propre, un orgueil désordonné ; mais chez tous ces individus la prédisposition n'aboutit pas au délire. Combien ne rencontre-t-on pas, dans la société, d'hommes qui présentent à un degré plus ou moins élevé les caractères que nous venons d'exprimer, et qui les conservent jusqu'à la vieillesse ; mais aussi combien il est souvent difficile d'établir la ligne de démarcation entre la raison et la folie.

Description de la Monomanie.

Nous avons déjà établi, d'après les auteurs, que la monomanie présentait deux genres différens et opposés entre eux : dans l'un, et c'est la mélancolie des anciens, ou lypémanie de M. ESQUIROL, il y a abattement et tristesse ; dans l'autre il y a excitation physique et morale, comme dans la manie : c'est l'aménomanie de RUSH, et la monomanie de M. ESQUIROL. Nous distinguerons ces deux états par les noms de *monomanie triste* et *monomanie gaie*.

« Le mélancolique, dit M. ESQUIROL, a le corps » maigre et grêle, les cheveux noirs, le teint pâle, » jaunâtre et quelquefois noirâtre, tandis que le » nez est d'un rouge foncé ; la physionomie est » immobile, mais les muscles de la face sont dans » un état de tension convulsif, exprimant l'effroi » et la crainte. Les yeux sont fixés, baissés vers » la terre, ou tendus au loin ; le regard est in- » quiet, soupçonneux. L'unité d'affections et de » pensées rend les actions du mélancolique uni- » formes et lentes. Il se refuse à tout mouvement, » passe ses jours dans la solitude et l'oisiveté. S'il » marche, c'est avec lenteur et avec appréhension, » comme s'il avait quelques dangers à éviter, ou » bien, il marche avec précipitation et toujours » dans la même direction, comme si son esprit était » profondément occupé.... Quelques mélancoli-

» ques repoussent avec opiniâtreté toute nourri-
» ture : on en a vu passer plusieurs jours sans
» manger, quoique ayant faim ; mais retenus par
» des craintes chimériques : l'un craint le poison,
» l'autre le déshonneur ; celui-ci croit qu'il com-
» promet ses parens ou ses amis, celui-là espère
» se délivrer de la vie et de ses tourmens. On en
» a vu soutenir l'abstinence pendant treize, vingt
» et quarante jours. Souvent les malades sont
» moins tristes et moins sombres après les repas.

» Le pouls est ordinairement lent, faible, con-
» centré ; quelquefois il est très-dur, et l'on sent
» sous les doigts un frémissement de l'artère ; la
» peau est d'une chaleur sèche et quelquefois brû-
» lante ; la transpiration est nulle, tandis que les
» extrémités des membres sont froides et baignées
» de sueur.

» Les mélancoliques dorment peu : l'inquiétude,
» la crainte, la jalousie les tiennent éveillés ; s'ils
» dorment, leur sommeil est interrompu, agité par
» des rêves sinistres ; souvent ils sont éveillés en
» sursaut par les rêves qui leur représentent les
» objets qui ont causé ou qui entretiennent leur
» délire : souvent, après une bonne nuit, ils sont
» à leur réveil plus tristes et plus inquiets ; plu-

» sieurs croient ne pouvoir jamais atteindre la fin » de la journée, et sont très-bien lorsque la nuit » commence : quelques-uns voient leurs inquié- » tudes augmenter à l'approche de la nuit.

» Les sécrétions présentent aussi des désordres » remarquables : l'urine est abondante, claire, » aqueuse ; quelquefois elle est rare, épaisse et » bourbeuse. Il y a des mélancoliques qui retien- » nent l'urine pendant plusieurs jours. »

Rapprochons de ce tableau celui de la monomanie gaie. La physionomie de ceux qui en sont atteints est animée, expressive, très-mobile; les yeux sont vifs, quelquefois injectés et brillans. Ces malades sont gais, alertes, pétulans, bruyans, bavards : ils ont une grande mobilité et sont continuellement en mouvement. On les voit même chanter, rire, danser. Leurs impressions sont fortes, leurs affections profondes, leur volonté inébranlable ; ils sont susceptibles, irascibles. Les fonctions de la vie de nutrition ne sont pas profondément lésées chez eux ; seulement ils ont habituellement le pouls dur et fort, la face rouge et la peau chaude. Ils mangent beaucoup et dorment peu : leur sommeil est troublé par des rêves ; ils ressentent souvent une chaleur et des douleurs intérieures ; ils sont ordinairement constipés.

Avant de parler des caractères du délire chez les différens monomaniaques, je reproduirai encore la description que M. Esquirol a faite, avec autant d'exactitude que de talent, du progrès successif du délire dans la monomanie triste.

« La mélancolie présente deux degrés bien mar-
» qués : dans le premier, les malades sont d'une
» susceptibilité et d'une mobilité extrêmes. Tout
» fait sur eux une impression très-vive : la plus
» légère cause produit les plus grands effets ; les
» choses les plus simples, les plus ordinaires leur
» paraissent des phénomènes nouveaux et singu-
» liers, préparés exprès pour les tourmenter et
» pour leur nuire. Le froid, le chaud, la pluie,
» le vent, les font frissonner de douleur et d'effroi ;
» le bruit les saisit et les fait frémir ; le silence les
» trouble et les épouvante : si quelque chose leur
» déplaît, ils le repoussent avec obstination ; si les
» alimens ne leur conviennent pas, ils sont dé-
» goûtés jusques à éprouver des nausées et à
» vomir ; ont-ils quelques sujets de crainte, ils
» sont terrifiés ; ont-ils quelques regrets, ils sont
» au désespoir ; éprouvent-ils quelques revers, ils
» croient tout perdu. Leur raison n'est point

» égarée, mais tout est forcé, tout est exagéré » dans leur manière de sentir, de penser et d'agir. » Cette excessive susceptibilité leur fait rencon- » trer sans cesse dans les objets extérieurs de nou- » velles causes de douleur. Quelquefois la sensi- » bilité, concentrée sur un seul objet, semble » avoir abandonné tous les organes. Le corps est » impassible à toute impression étrangère à l'objet » de leur délire, tandis que l'esprit s'exerce avec » la plus grande activité sur les idées qui s'y rat- » tachent. De ces deux états naissent l'ennui, la » tristesse, la crainte, la défiance, le décourage- » ment ; en un mot, toutes les passions tristes et » débilitantes, lesquelles, réagissant sur l'enten- » dement, produisent le délire partiel, dont rien » ne saurait distraire le mélancolique. Dans ce » second degré, il n'y a pas seulement exagération, » mais le mélancolique est hors des limites de la » raison ; il voit mal les objets, qui lui paraissent » enveloppés d'un nuage épais ou d'un voile noir : » il a des hallucinations sans nombre, et même » les hallucinations seules caractérisent son délire; » il crée des chimères plus ou moins ridicules, il » associe les idées et les choses les plus disparates ; » il a des opinions et des préventions imaginaires. »

Entièrement livrés aux idées qui les préoccupent sans cesse, les monomaniaques sont ordinairement indifférens pour tout ce qui ne s'y rattache pas; aussi ils négligent leurs intérêts, ils ne respectent plus les convenances sociales, ils oublient ou ils dédaignent les objets de leurs plus chères affections. Leur caractère et leurs habitudes changent; quelquefois ils acquièrent des goûts opposés à ceux qu'ils avaient auparavant: l'avare devient prodigue, le militaire pusillanime, l'impie est assiégé de religieuses terreurs; la pudeur se change en effronterie, l'amour en haine, etc.

Les monomaniaques sont plus sujets aux hallucinations que les maniaques; souvent même les hallucinations sont la seule cause et l'unique objet de leur délire. On sait que PASCAL, poursuivi par le souvenir d'un accident qui avait failli lui coûter la vie, voyait toujours ouvert à ses côtés un précipice dans lequel il était près de tomber, et que, pour écrire ses pages immortelles, il était obligé de placer un écran entre lui et le point où son imagination plaçait le gouffre dont l'aspect le faisait frémir.

On voit des monomaniaques qui sont sans cesse occupés de voix qu'ils entendent, d'objets fantastiques dont la vue les tourmente, d'être malfaisans qui les font souffrir ; d'autres reconnaissent l'objet de leur amour ou de leur haine dans la première personne qui se présente à leur vue : j'ai connu un malade qui voyait Voltaire sous les traits d'un infirmier. Examinons maintenant les caractères du délire des monomaniaques.

Quelquefois le délire se compose d'une erreur autour de laquelle se groupent les idées qui y sont relatives : lorsque le malade est occupé d'autres objets, sa raison paraît saine, si bien qu'on ne peut pas soupçonner qu'il est aliéné. Mais le plus ordinairement le délire est plus général ; seulement il est caractérisé par une idée exclusive, une passion dominante ; le malade ne déraisonne pas sur tout ; mais il est tellement préoccupé de sa chimère, qu'elle l'absorbe tout entier, qu'il y rattache tout, qu'il ne se livre que par intervalles et seulement pendant quelques instans à d'autres idées. C'est là ce qu'on observe le plus fréquemment, et l'on ne voit que très-rarement un délire tellement borné que l'intelligence paraisse saine sous tous les rapports.

En général, l'objet du délire est relatif à la cause qui l'a produit, ou bien au caractère de l'individu, aux idées, aux passions qui l'occupaient dans l'état de santé. Examinons comment la monomanie se trouve modifiée par ces deux circonstances.

1° *La cause*. Une femme est appelée voleuse dans une dispute ; aussitôt elle se persuade que tout le monde l'accuse d'avoir volé, et que tous les suppôts de la justice sont après elle pour la livrer aux tribunaux. Une dame est effrayée par des voleurs qui pénètrent dans sa maison ; dès-lors elle ne cesse de crier au voleur. Tous les hommes qu'elle voit, même son fils, sont des brigands qui viennent pour la voler et l'assassiner. Un négociant éprouve quelques pertes légères ; il se croit ruiné, réduit à la plus profonde indigence et refuse de manger, parce qu'il n'a plus même de quoi payer sa nourriture : on lui présente l'état de ses affaires, qui sont très-brillantes ; il l'examine, le discute, semble convenir de son erreur ; mais en définitive il conclut qu'il est ruiné. Une femme voit son enfant renversé par un cheval ; tous les raisonnemens, la vue même de cet enfant qui se porte bien, ne peuvent la convaincre qu'il est vivant.

2° Le délire revêt le caractère de l'état moral dans lequel était l'individu avant sa maladie.

Aussi les hommes dominés par l'orgueil, dévorés d'ambition, s'ils deviennent monomaniaques, se croient-ils dieux, prophètes, rois, princes du sang ; leur maintien, leur démarche, leurs discours respirent la hauteur et la dignité ; ils refusent de se ployer aux règles de la maison où on les traite ; ils entrent en fureur si on leur résiste. M. Foderé rapporte qu'il courut de grands risques auprès d'un mélancolique qui se croyait le Père Éternel et auquel il n'avait pas témoigné assez de respect. Un amour malheureux détermine l'érotomanie : le malade n'est occupé que de l'objet de sa tendresse ; il le voit dans toutes les personnes qui l'entourent ; il lui parle, il l'entend lors même que c'est un être imaginaire. L'excès de zèle religieux ou la superstition font naître la monomanie religieuse et la démonomanie.

Chez un certain nombre de malades, l'objet du délire n'est relatif, ni à l'état moral antérieur du délire, ni à la cause qui en a déterminé l'explosion : ainsi on voit des mélancoliques qui s'imaginent avoir dans une partie du corps des démons, des serpens ou d'autres être malfaisans ; d'autres, que leur tête ou leurs jambes sont de cristal ; ceux-ci qu'ils sont transformés en un animal dont il revêtent les habitudes (zoanthropie) ; ceux-là, qu'ils sont soumis à des influences électriques, à des machinations infernales, etc.

Le délire prend aussi le caractère des mœurs de l'époque ou celui des événemens qui agitent la société. « Je pourrais, dit M. ESQUIROL, donner » l'histoire de nos révolutions par celle des mo- » nomaniaques que j'ai observés. » Ce savant manigraphe rappelle que pendant les disputes religieuses du concile d'Augsbourg, en 1517, la monomanie superstitieuse s'étendit dans toute l'Europe, et qu'on ne parlait plus que de sorciers, de possédés et de magiciens.

La tendance au suicide caractérise quelquefois le délire des monomaniaques. Elle est tantôt un résultat des chagrins et des maux imaginaires auxquels ils sont en proie, d'autres fois d'une folie superstitieuse. Quelques malades sont poussés au suicide par des hallucinations ; enfin, il en est chez qui ce funeste penchant est primitif, qui n'y sont pas conduits par d'autres idées, qui sentent très-bien l'horreur de leur position, et qui avertissent leurs parens de prendre des précautions pour les empêcher de céder à la tendance qui les domine quelquefois.

Enfin, la monomanie peut porter sur les qualités affectives exclusivement, en laissant dans une intégrité plus ou moins complète les facultés intellectuelles ; c'est là ce qui constitue la manie sans délire : elle consiste dans un penchant à la férocité, un désir et même un besoin de nuire sans motifs, et surtout dans une propension au meurtre.

Les auteurs ont divisé la monomanie en un grand nombre d'espèces, suivant la nature du délire ; on les a désignées sous les noms de *démonomanie*, *érotomanie*, *zoanthropie*, *théomanie*, *monomanie suicide*, *nostalgie*, *manie sans délire*, etc.

Nous allons décrire en particulier les espèces principales.

Érotomanie, *amor insanus* (SENNERT), *manie érotique*. Voici le tableau qu'en fait PINEL : « C'est dans l'un et l'autre sexe une effervescence » physique des organes générateurs, avec les gestes » les plus lascifs et les propos les plus obscènes ; » elle tient d'autant plus à la disposition intérieure, » qu'elle ne dure qu'autant que la maladie ; et j'ai » vu des femmes, les plus recommandables par la » pureté de leurs mœurs, éprouver, pendant un

» temps déterminé de leur état maniaque, ce rap-
» prochement malheureux avec des femmes de
» débauche, puis revenir, lors de leur convales-
» cence, à leur caractère primitif de réserve et
» d'une extrême décence. J'ai vu cette affection
» se développer dans des cas extrêmes de la ma-
» nière suivante : d'abord gaîté insignifiante,
» regard animé, recherche voluptueuse dans la
» toilette, curiosité inquiète, tremblement des
» mains, douleur sourdes à la matrice, chaleur
» brûlante dans l'intérieur des seins, mobilité
» extrême des yeux, impatience : l'accès est alors
» à son plus haut degré : babil rempli de mots
» sales et de propos obscènes, vociférations, ges-
» tes provocateurs et mouvemens du corps les
» plus lascifs, tous les emportemens effrénés et
» les illusions d'un délire érotique. Cette fougue
» impétueuse cède à une répression rendue né-
» cessaire, et il succède un morne repos, ou plutôt
» un état de lassitude ; la maigreur est alors ex-
» trême, et cette fureur interne amène l'épuise-
» ment, la stupeur et la démence ; l'embonpoint
» se rétablit par degrés : la maladie devient quel-
» quefois périodique, et la vie se passe dans une

» alternative d'un égarement érotique et de l'a- » pathie la plus stupide [1]. »

Il nous semble que dans cette description l'illustre nosographe a confondu deux états différens : la manie avec propension aux actes vénériens, et la manie érotique ou l'érotomanie proprement dite. La salacité peut préoccuper un maniaque, la lubricité peut dominer dans ses différens actes ; mais elle ne constitue pas le caractère de son délire, seulement elle peut quelquefois en être la cause. L'érotomanie, au contraire, consiste dans un amour excessif pour un objet réel ou pour un objet imaginaire : ce ne sont pas les jouissances physiques de l'amour que recherche l'érotomaniaque : tout entier à l'objet de sa folle passion, il ne paraît même pas penser aux jouissances qu'il pourrait retirer de sa possession, c'est un culte pur qu'il lui voue, et comme l'a fort bien exprimé M. ESQUIROL, l'érotomanie est à la nymphomanie et au satyriasis, ce que les affections vives, mais honnêtes du cœur, sont au libertinage effréné. L'observation suivante que

[1] De l'aliénation mentale, 2e édition, p. 67.

nous avons recueillie, présente tous les caractères de la monomanie érotique.

Une dame âgée de trente-deux ans, d'une taille élevée, d'une constitution forte, ayant les yeux bleus, la peau blanche, les cheveux châtains, avait été élevée dans une maison d'éducation, où le plus brillant avenir, où les plus hautes prétentions s'offraient en perspective aux jeunes personnes que l'on y instruisait. Quelque temps après son mariage, elle aperçoit un jeune homme d'un rang plus élevé que celui de son mari; aussitôt elle devient éprise de lui, elle murmure de sa position, ne parle qu'avec mépris de l'homme auquel elle est unie : l'aversion qu'elle a pour lui s'étend bientôt à ses plus proches parens, qui s'efforcent vainement de la ramener de son égarement. Le mal augmente; enfin une séparation est jugée nécessaire; cependant la malheureuse parle sans cesse de l'objet de sa passion; elle devient difficile, capricieuse, colère; elle fuit la maison de ses parens pour courir après lui; elle le voit partout; elle l'appelle par ses chants passionnés; celui qu'elle aime est le plus beau, le plus spirituel, le plus aimable, le plus parfait des hommes : elle assure qu'elle est sa femme, qu'elle n'a jamais connu que lui ; il vit dans son cœur, en dirige tous les mouvemens, règle ses pensées, et gouverne ses actions. Elle assure qu'elle a eu de lui un enfant, qui sera accompli comme son père. On la surprend souvent dans une sorte d'extase, de ravissement ; alors son regard est fixe et le sourire est sur ses lèvres : elle lui adresse fréquemment des lettres : elle fait des vers, qu'elle anime des expressions les plus passionnées : elle les copie souvent et avec soin ; et quand ils peignent l'amour le plus violent, alors seulement ils sont dignes d'elle et de celui qui les a inspirés. Si elle se promène, elle marche avec vivacité, comme si elle était fort occupée, ou bien elle marche avec lenteur, avec fierté. Elle évite la rencontre des hommes qu'elle méprise et qu'elle met bien au-dessous de son amant : cependant elle n'est pas toujours indifférente aux marques d'intérêt qu'on lui donne ; mais toute expression peu mesurée l'offense, et aux instances qu'on peut lui faire, elle oppose le nom, le mérite, les perfections de celui qu'elle adore. Souvent, pendant le jour et durant la nuit, elle parle seule, tantôt à haute voix, tantôt à voix basse ; tantôt elle rit, tantôt elle pleure, tantôt elle se fâche dans ses entretiens solitaires : si on l'avertit de sa loquacité, elle assure qu'on l'a contrainte de parler, ou bien que son amant cause avec elle, à l'aide de moyens connus de lui seul. Quelquefois elle croit que des jaloux, s'efforcent de traverser son bonheur en troublant ses entretiens et en lui donnant des coups. Souvent elle entre en fureur, pousse de grands cris, et assure qu'on vient de la frapper. Dans d'autres circonstances, son visage se colore d'une vive rougeur, ses yeux étincellent, sa poitrine se soulève, des cris affreux s'en échappent, ses emportemens n'ont plus de borne, et dans ses frénétiques transports, méconnaissant la voix de l'amitié et du sang, elle profère des injures horribles, des imprécautions menaçantes : cet état persiste quelquefois pendant deux, trois, huit, quinze jours; elle éprouve alors des douleurs atroces à l'épigastre, au cœur. Ces douleurs sont causées, dit-elle, par ses parens et ses amis, quoiqu'ils soient éloignés de plusieurs lieues, ou par les personnes qui sont auprès d'elle, et elle ne pourrait les supporter sans la force que lui communique son amant. Un grand appareil de forces lui impose, elle pâlit, tremble, et un écoulement de larmes termine l'accès.

Cette dame, raisonnable sous tout autre rapport, travaille, surveille très-bien les objets qui sont à sa convenance et à son usage; elle rend justice au mérite de son mari, à la tendresse de ses parens; mais elle ne peut voir le premier, ni vivre avec les autres. Les menstrues sont régulières, abondantes, les paroxismes d'emportement ont lieu quelquefois aux époques menstruelles, mais pas toujours; elle mange par caprice, et toutes ses actions participent du désordre et de la bizarrerie de sa passion délirante. Elle dort peu, son sommeil est troublé par des rêves et même par le cauchemar; elle a souvent de longues insomnies, et lorsqu'elle ne dort point, elle se promène, parle seule et chante. Cet état persiste depuis plusieurs années. Un traitement méthodique depuis un an, l'isolement, les bains tièdes et froids, les douches, les antispasmodiques à l'intérieur et à l'extérieur, n'ont pu la rendre à la raison.

Cette observation, pleine d'intérêt, vaut à elle seule une description de l'érotomanie; mais cette variété de la monomanie ne se présente pas toujours avec les caractères qu'on lui voit dans l'histoire particulière que nous venons de rapporter:

elle n'est pas toujours, comme ici, accompagnée d'exaltation ; elle constitue assez souvent une véritable mélancolie, et alors elle peut être exempte de délire : c'est une idée fixe, une perversion de l'imagination, sous l'influence de laquelle, les malades conservent ordinairement assez de raison pour cacher leur secret et ne pas extravaguer : dans cet état, on les voit devenir moroses, sombres et taciturnes ; ils fuient la société, évitent leurs parens et leurs amis : entièrement préoccupés de l'objet de leur passion, tout autre sujet leur est insupportable. Cette forme est plus fréquente que la précédente. Sous l'influence de la tristesse, les fonctions principales, et surtout celles des voies digestives, s'altèrent ; les viscères s'irritent, une fièvre hectique, que LORRY a nommée *fièvre érotique*, s'allume ; les malades dépérissent et succombent dans le marasme. Si leur constitution résiste, leur raison succombe ; ils tombent dans le délire, et l'aliénation aboutit plus tard à la démence et souvent les conduit au suicide. L'observation suivante, rapprochée de celle que j'ai rapportée plus haut, complètera le tableau de la monomanie érotique.

Une jeune personne, sans maladie physique

apparente, sans cause connue, devient triste, rêveuse : son visage prend une teinte pâle, ses yeux se cavent, ses larmes coulent ; elle éprouve des lassitudes spontanées, elle gémit, pousse des soupirs ; rien ne la distrait, rien ne l'occupe, tout l'ennuie ; elle évite ses parens, ses amis ; elle mange par caprice ; elle ne dort point, ou, si elle dort, son sommeil est troublé : elle maigrit. Les parens croient que le mariage la retirera de cet état qui les inquiète : elle accepte d'abord avec indifférence les partis qu'on lui propose ; bientôt elle les refuse avec obstination : le mal va croissant, la fièvre se déclare, le pouls est inégal, déréglé, quelquefois lent ; on peut observer quelques mouvemens convulsifs, quelques idées disparates, quelques actions bizarres ; peu à peu la jeune personne tombe dans le marasme et meurt. La mort a dévoré son secret : une fausse honte, une religion mal éclairée, la crainte de déplaire à ses parens, l'ont déterminée à cacher des désordres de son cœur et la vraie cause de sa maladie.

L'érotomanie est bien plus fréquente chez les femmes que chez les hommes ; c'est surtout de vingt à trente ans qu'on l'observe. Outre les causes générales de la monomanie, le délire érotique est plus spécialement déterminé par un amour contrarié, par la lecture des romans, l'oisiveté, l'onanisme ou une continence pénible à observer, une éducation vicieuse, une imagination ardente. Une prédominance de l'action de l'appareil génital et l'hystérie doivent en être regardées comme la prédisposition.

Cette forme de la monomanie fut très-commune aux temps de la chevalerie : MICHEL CERVANTÈS nous en a fait une peinture fidèle dans son Don Quichotte. Délire exclusif, borné à une seule série d'idées ; intégrité des facultés intellectuelles, quand elles s'exercent sur d'autres objets ; hallucinations, insomnie, jeûne, amaigrissement, mélancolie ; plus tard, délire général, etc. Toute l'histoire de l'érotomanie se trouve enfin dans ce tableau frappant de vérité : ou CERVANTÈS a deviné la nature, ou il en avait fait une profonde étude.

Démonomanie. Cette variété de la monomanie, très-commune dans le moyen âge et pendant les premiers siècles qui suivirent la renaissance des lettres, est devenue de plus en plus rare par les progrès de la civilisation, et par l'esprit de sagesse et de tolérance qui s'est introduit dans les institutions religieuses. Depuis que les querelles religieuses se sont apaisées ; depuis qu'une superstition barbare n'envoie plus au bûcher ceux que l'on prétendait être possédés du démon, et que l'on ne voit plus en eux que des malheureux aliénés qu'il faut traiter au lieu de les faire expirer dans les tourmens, le démon a perdu de son empire, et la démonomanie a presque entièrement disparu. Cependant on la voit encore quelquefois de nos jours chez des individus grossiers et ignorans, et M. Esquirol en a rapporté cinq observations dans le huitième volume du Dictionnaire des sciences médicales. Je me bornerai à relater la suivante :

Une femme qui n'avait été réglée qu'à l'âge de vingt-quatre ans, qui était sujette à la céphalalgie et aux coliques, est mère de trois enfans. Pendant sa dernière grossesse, à l'âge de trente-six ans, elle lisait l'Apocalypse et des livres de revenans et de sorciers : souvent elle était effrayée de ses lectures. Son accouchement fut laborieux : elle eut après plusieurs syncopes ; elle croyait voir des flammes. Quelque temps après, elle emprunte de l'argent pour obliger un parent. Le créancier l'inquiète et la menace. Tourmentée par cette dette, et étant à se promener dans le jardin de sa maison, le diable lui apparaît, lui propose de signer un papier avec du sang tiré du petit doigt de la main gauche, et de lui procurer la somme d'argent qu'elle doit : après bien des débats, elle écrit la renonciation à Dieu et son dévouement au diable ; aussitôt la terre tremble sous ses pieds et autour d'elle ; sa maison est entourée par un tourbillon qui l'ébranle et brise les toits : dans cet instant, le malin esprit disparaît, emportant son corps, et n'en laisse que le simulacre. Tous ses voisins, dit-elle, ont été effrayés de tous ces phénomènes ; son corps étant au diable, son image est tentée de se jeter dans l'eau, de s'étrangler ; le diable l'excite à divers crimes : se sentant dévorée par les feux de l'enfer, elle s'est jetée dans l'eau, et brûle davantage depuis ; elle n'a point de sang; elle est absolument insensible. (M. Esquirol la piqua au bras avec une épingle sans qu'elle parût éprouver de la douleur.) Elle restera éternellement sur la terre, jusqu'à ce que des hommes savans aient trouvé le moyen de contraindre le diable à rendre son corps ; tout ce qu'elle dit lui a été enseigné par le corps, qui n'est plus et qui était sur la terre.

Cette femme est très-maigre, sa peau très-noire ; le chagrin et le désespoir sont tracés sur sa face, qui est toute ridée ; elle se promène paisiblement en tricotant ; elle évite ses compagnes ; elle ne se croit pas malade, et gémit sur son état misérable que rien ne saurait changer ; elle est tranquille, supporte la contrariété , et a un grand désir de se guérir. En flattant cet espoir, elle a consenti à se faire magnétiser quatre fois, sans en retirer de résultats. A l'époque où M. ESQUIROL publiait son observation, cette malheureuse était dans cet état depuis douze ans : elle était fille de service, et remplissait très-bien ses devoirs.

L'exagération d'une qualité morale ou d'une passion portée au point d'aliéner la raison, constitue une monomanie : ainsi il y a des fous par ambition, par vanité, par bravoure, par pusillanimité, etc. Je vais citer quelques faits relatifs à cette dernière variété de la monomanie.

La circonspection, la prudence était nécessaire à l'homme pour régler ses actions ; mais l'exagération de cette qualités, la pusillanimité, paralyse ces facultés, et peut être portée jusqu'au délire. Le docteur GALL rapporte qu'il a donné des soins à deux pères de famille qui se trouvaient dans une situation fort aisée : ils se tourmentaient néanmoins nuit et jour, parce que, disaient-ils, leurs femmes et leurs enfans étaient exposés à mourir de faim. Toutes les représentations de leurs amis étaient impuissantes pour leur faire comprendre que cette crainte n'était qu'une chimère ; ils vaquaient du reste à leurs affaires à peu près aussi bien qu'avant leur maladie. Après leur guérison, ils craignaient d'entendre parler de l'état dans lequel ils s'étaient trouvés, parce qu'ils redoutaient une rechute. Avant leur maladie, ils étaient déjà connus pour des hommes ombrageux, et qui voyaient tout en noir.

Le même auteur parle d'un homme fort riche, d'un esprit très-distingué et plein de raison du reste, qui s'abandonne au désespoir, toutes les fois que, dans la conversation, on touche ce qui est relatif à sa fortune : il ne voit que malheurs et désastres ; il verse souvent des larmes amères, et plusieurs fois déjà il a conçu le projet de se détruire. A l'époque de la restauration, lors de l'entrée du Roi à Paris, il avait dans sa maison un fusil à vent, « Un scélérat peut tirer sur le Roi, se disait-il : ce crime donnera lieu à des visites domiciliaires ; on trouvera ce fusil chez moi, et l'on me croira l'auteur de ce forfait. » Il brise cette arme, et la jette dans les latrines. Nouvelles perplexités : « Dans quelques années, on trouvera les débris dans la fosse : tous les malheurs qui auront eu lieu, tous les crimes qui auront été commis dans l'intervalle, à l'aide d'un fusil à vent, me seront imputés. » Il n'eut plus de repos qu'il n'eût fait retirer des latrines les débris du fusil. Plus tard, il brisa ses pistolets de poche, enveloppa les morceaux dans des papiers, il alla les porter dans une rue éloignée. Autres inquiétudes : « Mon adresse ne serait-elle pas écrite sur le papier ! et si on la trouve, quels horribles soupçons peuvent planer sur moi[1] ! »

Je vais encore rapporter plusieurs faits du même genre.

Un militaire très-distingué, après cinquante années d'un service très-actif dans la cavalerie, était passé, dans ses dernières années, à un état opposé, et à toutes les jouissances d'une vie aisée et commode dans une campagne agréable. Les fonctions respiratoires et digestives s'altérèrent, et ce

[1] Sur les fonctions du cerveau, tome IV.

militaire devint sujet à différentes affections nerveuses, comme des spasmes dans les membres, des songes effrayans, des réveils en sursaut, des émotions vives pour les causes les plus légères. S'il entend parler de quelque maladie, il croit aussitôt en être attaqué ; parle-t-on de la folie, il se croit aliéné, et il se retire dans sa chambre plein de sombres rêveries et d'inquiétudes. Tout devient pour lui un sujet de crainte et d'alarme : entre-t-il dans une maison, il craint que le plancher ne s'écroule et ne l'entraîne dans sa ruine ; il ne pourrait sans frayeur passer un pont, etc.

Un homme très-riche et dans la vigueur de l'âge devient morose et sujet aux craintes les plus pusillanimes ; à peine peut-il goûter quelques momens de sommeil : il se couche à quatre ou cinq heures du matin, passe le reste de la nuit dans des frayeurs continuelles, croit entendre des paroles à voix basse, ferme avec soin sa porte, craint, quelques instans après, de ne l'avoir pas bien fermée, et revient sans cesse pour reconnaître son erreur. Une autre idée vient à l'occuper encore : il se relève du lit pour examiner ses papiers ; il les écarte tour à tour ; il les rassemble, croit avoir oublié quelque objet, craint jusqu'à la poussière de ses meubles, éprouve la plus grande instabilité dans ses idées et dans ses volontés, veut et ne veut pas ; toujours tourmenté par des soupçons et des ombrages, il craint même de respirer l'air du dehors, et se tient toujours renfermé.

L'excès de la circonspection, surtout lorsque l'esprit est assiégé par des terreurs religieuses, conduit souvent au suicide, comme nous le verrons dans l'article suivant.

Monomanie suicide. Je ne prétends pas présenter ici un tableau complet du suicide, je veux seulement en rechercher les causes, et déterminer les circonstances qui le précèdent et l'accompagnent.

Il serait consolant de pouvoir décider que le suicide est toujours l'effet d'une maladie mentale, et beaucoup d'auteurs, trompés par le sentiment même de leur attachement à la vie, sont portés à penser ainsi : ils ne conçoivent pas que l'organisation toute entière ne se révolte pas contre la seule pensée de la mort ; qu'un homme sain de corps et d'esprit puisse l'envisager sans effroi, et dominer cette horreur profonde de la destruction qu'il trouve au dedans de lui-même. Mais gardons-nous de confondre le délire des passions avec celui de la folie : il y a entre le délire résultat du premier et celui que le second détermine, la même différence qui existe entre la folie proprement dite et une passion violente qui domine ou entraîne notre volonté. Nous nous empressons de le reconnaître : le suicide est souvent, trop souvent sans doute, une détermination du libre arbitre : tel est celui auquel tant d'infortunés sont conduits par le désespoir, la misère, les remords, la honte, le déshonneur, la douleur physique, la crainte d'un mal plus grand que la mort elle-même. On doit aussi considérer comme responsable de leurs actes, ceux qui attentent à leur vie, dans les transports de la colère, les fureurs de la jalousie, l'ardeur de la vengeance ; et dire que dans ces circonstances le suicide est le premier acte d'une folie qui vient d'éclater, c'est prétendre que celui qui dans l'entraînement des mêmes passions commet un meurtre, est aussi privé de sa volonté, et doit être déchargé de toute responsabilité. Si cette opinion est consolante pour l'honneur de l'humanité, elle serait attentoire à la justice, à l'ordre moral et à la sûreté de la société.

Il ne faut pas confondre avec la monomanie suicide le suicide accidentel des maniaques, ni même le suicide volontaire de certains monomaniaques. Les premiers, vivant dans l'erreur, jugent mal les impressions qu'ils reçoivent ; méconnaissant les objets qui les environnent, ils se tuent sans conscience et sans réflexion. Un monomaniaque se précipite d'une croisée très-élevée et n'éprouve aucun accident grave : on l'interroge pour connaître le motif de sa détermination, et il répond qu'il voulait essayer ses forces, et voir s'il pourrait bientôt s'envoler dans les airs. L'un, croyant ouvrir la porte de son appartement, ouvre la croisée et se précipite, croyant descendre un escalier ; un autre, calculant mal les distances, se croit de plain-pied avec le sol et se jette par la fenêtre. Celui-ci veut faire violence à une femme qui le sert et qui se soustrait par la fuite à ses attaques, et il se précipite du troisième étage de l'escalier, pour arriver au bas avant elle. Des maniaques qui éprouvaient des céphalalgies violentes, ou qui voulaient faire sortir des corps étrangers, qu'ils croyaient avoir dans le crâne, se sont mortellement blessés en se précipitant la tête contre les murs. En un mot, les maniaques se tuent comme les fiévreux dans leur délire. Il en est qui, dans les intervalles lucides, plongés dans le désespoir, par la connaissance de leur état, se sont donné la mort ; et d'autres, qui se sont livrés au même excès, dans leur convalescence, poursuivis par la honte d'avoir été fous.

Le suicide prémédité, bien différent de celui des maniaques, est souvent un accident, une conséquence de la monomanie, sans en constituer le caractère. C'est ce que l'on voit dans l'observation remarquable, recueillie par le docteur RUGGIERI, de Venise, et publiée dans la Bibliothèque médicale par M. MARC [1]. Matthieu Lova, cordonnier à Venise, dominé par des idées mystiques, se coupa les parties génitales, et les jeta par la croisée ; il avait préparé d'avance tout ce qu'il fallait pour panser la plaie, et n'éprouva aucun accident fâcheux. Quelque temps après, il se persuada que Dieu lui ordonnait de mourir sur la croix ; il réfléchit pendant deux ans sur les moyens d'exécuter son projet, et s'occupa de préparer les instrumens de son sacrifice. Enfin le jour est arrivé : Lova se couronne d'épines dont trois ou quatre pénètrent dans la peau du front ;

[1] Numéro de Septembre 1811.

un mouchoir blanc, serré autour des flancs et des cuisses, couvre les parties mutilées. Le reste du corps est nu, il s'assied sur le milieu d'une croix qu'il a faite, et ajuste ses pieds sur un tasseau fixé à la branche inférieure, le pied droit repose sur le pied gauche ; il les traverse l'un et l'autre d'un clou de cinq pouces de longueur, qu'il fait entrer dans le bois à coups de marteau ; il traverse successivement les deux mains avec des clous bien longs et bien acérés, en frappant la tête du clou contre le sol, élève les mains ainsi percées, les porte contre les trous qu'il a pratiqués d'avance à l'extrémité des deux bras de la croix, et y fait pénétrer les clous, afin de fixer les mains. Avant de clouer la main gauche, il s'en sert pour se faire avec un tranchet une large plaie au côté gauche de la poitrine. Cela fait, à l'aide de cordages préparés et de légers mouvemens du corps, il fait trébucher la croix, qui tombe hors de la fenêtre, et Lova reste ainsi suspendu à la façade de sa maison. Le lendemain on l'y trouva encore. On détacha ce malheureux, et on le transporte à l'hôpital de clinique, où il guérit de ses blessures, mais non de sa folie. On remarqua que, pendant l'exaspération du délire, Lova ne se plaignait point, tandis qu'il souffrait horriblement pendant les intervalles lucides. Plus tard, il s'épuisa par des jeûnes volontaires, et mourut dans un état de consomption.

On sait que la nostalgie et l'érotomanie conduisent souvent au suicide. D'autres monomaniaques y sont poussés par des hallucinations. Ainsi un malade entend une voix intérieure qui lui répète *tue-toi, tue-toi*, et il se tue pour obéir à une puissance supérieure, à l'ordre de laquelle il ne peut se soustraire. Un homme dont la mysticité a dérangé le cerveau, se croit en communication avec Dieu ; il entend une voix céleste qui lui dit : *Mon fils, viens t'asseoir à côté de moi.* Il s'élance par la croisée, et se casse une jambe. Pendant qu'on le relève, il exprime un grand étonnement de sa chute. Un militaire entend une vielle organisée ; il croit que ce sont les harmonies célestes, et en même temps il voit un char lumineux qui vient le prendre pour le porter au ciel ; il ouvre gravement la croisée, alonge une jambe pour entrer dans le char, et se précipite. (ESQUIROL.)

On voit que tous ces exemples ne constituent pas une monomanie suicide, et qu'ici le meurtre de soi-même est accidentel. Du reste, il nous semble que cette funeste tendance est bien plus souvent, ou une complication, ou une conséquence d'une variété quelconque de la monomanie, que le caractère spécial et exclusif d'une monomanie particulière. Ainsi la nostalgie, l'érotomanie, la démonomanie et la monomanie religieuse se compliquent souvent du suicide, comme le prouve l'exemple de Matthieu Lova, et tant d'autres que j'aurais pu citer. Beaucoup de monomaniaques se tuent pour mettre fin à des maux réels ou imaginaires; d'autres parce qu'ils se figurent qu'ils font le malheur de leurs parens: celui-ci, parce qu'il se croit déshonoré; celui-là, parce qu'il est poursuivi par des ennemis auxquels il veut échapper, etc. Enfin, la plupart ont des motifs, et ceux qui sont poussés au suicide par une tendance aveugle, irrésistible, sont fort rares. On a évidemment confondu la haine avec le dégoût de la vie. Le monomaniaque se donne ordinairement la mort, soit parce qu'il croit qu'il lui est ordonné de mourir, soit parce qu'il est fatigué des maux qu'il souffre réellement, ou que son délire lui crée. Il est poussé, enfin, au suicide, parce qu'il hait la vie; mais cette haine est la conséquence du caractère particulier de son délire. Je vois une grande différence entre cet état et le dégoût de la vie, qui peut dominer un homme au point d'aliéner sa raison, et le pousser sans motifs au suicide. Je crains que cette distinction ne paraisse subtile ; s'il en est ainsi, c'est que les mots *dégoût* et *haine* ne me suffisent pas pour rendre ma pensée. Quoi qu'il en soit, je citerai, à l'appui de cette opinion, l'expérience de M. ESQUIROL. « J'ai vu, dit-il, et » donné des soins, tant à la Salpétrière que dans » ma pratique particulière, à plus de quatre cents » individus qui avaient attenté à leurs jours, ou » qui s'étaient tués ; je n'en ai vu aucun qui ait eu » l'ennui de la vie : tous avaient des motifs dé- » terminés de chagrins réels ou imaginaires ; j'ai » même été trompé quelquefois à cet égard.

» M. B.... s'était livré à la masturbation ; néan- » moins il était fort et bien portant, et sans autre » cause de chagrins, que le souvenir des maux de » la révolution, dont il éprouvait d'ailleurs les » principes; il fit des tentatives de suicide ; souvent » il demandait des pistolets, ne voulant que ce » moyen pour se tuer. Pendant les deux ans que je » lui ai donné des soins, il n'a pas déraisonné un » seul instant ; il était gai, aimable, très-instruit, » me disant quelquefois : *donnez-moi un pisto-*

» *let.* — Pourquoi voulez-vous vous tuer? — *Je*
» *m'ennuie.* Ce n'est qu'après deux ans, qu'il
» nous a avoué que depuis long-temps il avait des
» hallucinations de l'ouïe et de la vue ; il croyait
» être poursuivi par les agens de la police, il les
» entendait et les voyait même à travers les murs de
» son appartement, dont, ajoutait-il, les murailles
» sont doublées de planches à coulisses, pour voir
» ce qu'il fait, et entendre ce qu'il dit. »

On a beaucoup parlé du spléen des Anglais, du *tœdium vitœ*, qui pousse au suicide ceux qui en sont affectés, sans délire, sans autre motif que l'ennui. On voit alors dans cet acte une impulsion aveugle, et l'on en donne pour preuve, que ceux qu'elle domine sont ordinairement des hommes à qui leur position sociale ne laisse rien à désirer, et qui ne s'ennuient que de l'uniformité de leur bonheur : mais qui a pu lire dans leur ame? qui a pu sonder les motifs de leur détermination? Le bonheur n'a point d'enseigne extérieure, comme l'a fort bien exprimé J.-J. ROUSSEAU ; et combien d'hommes heureux en apparence sont en proie à des chagrins que la honte ou l'amour-propre les forcent à cacher. Le remords est une pensée trop sévère au cœur de l'homme, pour qu'il puisse le supporter longtemps ; et lorsqu'il n'y a pas de réparation possible, il cherche souvent dans la mort un refuge contre les persécutions de sa conscience. Et peut-être chez les grands, ce sentiment cause-t-il bien des suicides que l'on ne sait à quoi rattacher.

Toutefois nous reconnaissons qu'il existe une véritable monomanie suicide dans laquelle ce funeste penchant n'est ni la conséquence ni une complication du délire. Entre autres exemples que je pourrais rapporter, je citerai celui d'un officier que j'ai vu en proie à une monomanie suicide, dont les accès revenaient par intervalles. Ce malade était un homme doux, de mœurs régulières, d'une constitution robuste ; il avait épousé depuis un an une femme qu'il adorait, et il n'avait trouvé que le bonheur dans cette union. Mais à la suite des excès vénériens qu'il avait commis pendant les premiers mois de son mariage, il était devenu triste et morose, et il avait senti la propension au suicide s'emparer peu à peu de sa volonté. Dans les accès de cette monomanie, il tenta plusieurs fois de se donner la mort. Un jour il se précipita du haut des remparts d'une place forte, et ne se fit que quelques contusions ; une autre fois il avala vingt-cinq grains d'opium qu'il s'était procurés. Peu de temps après, l'accès avait cessé : désespéré de son action, il en avertit sa famille, et de prompts vomissemens, que l'on suscita, prévinrent les accidens de l'empoisonnement. Lorsque les accès étaient terminés, il déplorait son fatal penchant, et versait des larmes : il était toujours poursuivi par le regret des tentatives homicides qu'il avait faites sur lui-même, et par la crainte d'en commettre encore dans un nouvel accès. L'état de cet infortuné était vraiment digne de pitié ; je l'ai souvent entendu raisonner avec beaucoup de sens sur tous les objets dont on l'entretenait, et il déplorait d'autant plus le malheur de sa position qu'il n'avait aucun chagrin, et que, loin d'avoir la haine ou le dégoût de la vie, il y était fort attaché, surtout depuis la naissance d'un enfant que sa femme lui avait donné.

M. Esquirol a décrit une variété de suicide dont les auteurs n'ont pas parlé, et qui a beaucoup d'analogie avecle spléen. « Il est, dit-il, des indi-
» vus qui, à la suite de causes physiques ou mo-
» rales variables, tombent dans l'affaissement

» physique, dans le découragement moral : ils » ont peu d'appétit, une douleur sourde à la tête, » des chaleurs d'entrailles, des borborygmes, de » la constipation ; néanmoins leur extérieur n'in- » dique aucun désordre grave dans la santé : chez » les femmes quelquefois les menstrues se sup- » priment ; plus tard ces malades ont les traits de » la face tirés, le regard fixe et inquiet ; le teint est » pâle ou jaune ; ils se plaignent d'une gêne, » d'une douleur à l'épigastre, d'une sorte d'en- » gourdissement de la tête qui les empêche de » penser, et d'une torpeur, d'une lassitude géné- » rale qui les empêche d'agir. Ils ne font point de » mouvement ; ils aiment à rester couchés ou à » être assis ; ils s'impatientent lorsqu'on veut leur » faire faire de l'exercice ; ils abandonnent leurs » occupations ordinaires, négligent leurs devoirs » domestiques, sont indifférens pour les objets de » leurs affections ; ils ne veulent plus s'occuper » d'affaires, ni étudier, ni lire, ni écrire ; ils redou- » tent la société et surtout les importunités aux- » quelles cette maladie les expose. Affligés de cet » état, ils ont des idées noires ; enfin, désespérés » de leur nullité ou prétendue nullité qu'ils croient » ne pouvoir jamais surmonter, ils désirent la

» mort, la réclament et souvent se la donnent, » voulant cesser de vivre, parce qu'ils croient ne » pouvoir plus remplir les devoirs de la société. » Ces malades ne déraisonnent pas ; leur impul- » sion au suicide est d'autant plus forte qu'ils ont » plus d'occupations habituelles et plus de devoirs » à remplir. J'ai vu cette maladie persister pen- » dant plusieurs mois, pendant deux ans ; je l'ai » vue alterner avec la manie, avec la santé par- » faite. Quelques malades étaient pendant six » mois maniaques ou bien portans, et pendant » six mois tourmentés par leurs idées noires et par » le désir de se tuer. »

Le délire suicide est de toutes les variétés de la monomanie celle qui le transmet le plus souvent par voie d'hérédité. M. FALRET a vu à la Salpétrière une fille qui a fait trois tentatives pour se noyer ; sa sœur s'était noyée quelques années auparavant. Il y a vu aussi une mère et sa fille atteintes de mélancolie suicide, tandis que la grand'mère de cette dernière était à Charenton pour la même cause. Il rapporte qu'un individu s'étant tué dans une maison de Paris, son frère, qui vint assister à ses funérailles, s'écria en voyant le cadavre : « Quelle fatalité ! mon père et mon oncle se sont tués, mon frère les imite, et moi-même j'ai eu vingt fois la pensée de me jeter dans la Seine [1]. » Le docteur GALL rapporte un exemple de monomanie suicide affectant tous les membres d'une nombreuse famille. Un individu laissa une fortune d'environ deux millions à partager entre ses sept enfans. Ces derniers restèrent tous à Paris ou dans les environs, et conservèrent leur patrimoine ; quelques-uns même l'accrurent par des spéculations commerciales. Aucun d'eux n'éprouva de malheurs réels ; tous jouirent d'une bonne santé, d'une fortune suffisante et de l'estime générale. Tous cependant furent travaillés de la fureur du suicide, et tous les sept y succombèrent dans l'espace de trente à quarante ans ; les uns se pendirent, d'autres se noyèrent, d'autres se brûlèrent la cervelle. L'un des deux derniers avait invité un dimanche seize personnes à dîner ; la société était réunie, le dîner servi, on appelle le maître de la maison ; il ne répond pas : on le trouve pendu dans un grenier. Il n'y avait pas une heure qu'il avait paisiblement donné des ordres à ses domestiques

[1] De l'hypocondrie et du suicide, page 6.

et causé avec ses amis. Le dernier de ces sept frères était propriétaire d'une maison rue Richelieu : l'ayant fait exhausser de deux étages, il s'effraie du montant de cette dépense, se croit ruiné et veut se tuer; trois fois on l'en empêche ; bientôt après il réussit à se donner la mort d'un coup de pistolet : sa succession, toutes dettes payées, s'élevait à trois cent mille francs.

Le suicide est plus fréquent parmi les hommes que parmi les femmes. Il y eut à Paris pendant les années 1805, 1806 et 1807, quatre cent quatre-vingt-quinze suicides; les hommes entrent pour trois cent quatre-vingt-deux dans ce nombre, et les femmes pour cent treize. Ces faits ne prouvent pas que la monomanie suicide atteigne plus souvent les premiers que les derniers, parce que ces relevés ne sont pas accompagnés de l'indication des motifs qui ont poussé chaque individu à se donner la mort; mais encore bien que la monomanie soit plus commune chez les femmes que chez les hommes, ainsi que nous l'avons établi au commencement de cette dissertation, il paraît que celle qui s'accompagne du penchant au suicide s'observe plus souvent chez les hommes que chez les femmes.

Monomanie homicide et *manie sans délire*. Le funeste penchant qui entraîne certains aliénés au meurtre, présente deux espèces bien différentes entre elles, et qu'il est important de distinguer.

Quelques monomaniaques sont poussés à l'homicide par l'exaltation de l'imagination délirante, par des hallucinations, des visions, des inspirations mystiques, par des raisonnemens faux : chez ceux-ci, le meurtre est le résultat du délire ; ces malades ne le commettent pas pour avoir le plaisir de le commettre, ils sont mus par des motifs réels ou imaginaires. Ainsi quelques-uns s'imaginent reconnaître, dans les personnes qui les entourent, des ennemis, des espions, des génies malfaisans, dont ils croient avoir à se venger. D'autres entendent une voix qui leur commande de tuer ; ceux-ci égorgent leurs enfans pour les dérober aux peines de la vie et à la méchanceté des hommes, ou pour leur procurer le bonheur céleste ; ceux-là offrent en holocauste à Dieu, qu'ils croient avoir irrité, les objets de leurs plus chères affections. Enfin, chez quelques-uns, le meurtre n'est que la conséquence de la monomanie suicide. En effet, des monomaniaques qui voulaient mourir, mais qui n'avaient pas le courage de se tuer, ou qui craignaient d'offenser Dieu, en se donnant eux-mêmes la mort, ont commis des meurtres dans l'espoir d'être frappés par le glaive des lois, et d'avoir le temps de se réconcilier avec Dieu.

Quelques-uns de ces monomaniaques, préméditent long-temps leurs actions, en assurent l'exécution avec beaucoup d'adresse, et prennent des précautions pour en cacher les traces et les preuves ; d'autres, au contraire, se réjouissent du meurtre qu'ils viennent de commettre, et vont s'en accuser en restant impassibles auprès de la victime. Nous allons présenter plusieurs exemples de cette première espèce de monomanie homicide.

Le professeur Pinel rapporte l'observation d'un fanatique, qui, voulant purifier les hommes par le *baptême de sang*, égorgea ses enfans, et allait faire subir le même sort à sa femme, si elle n'avait fui. Seize ans après ce premier meurtre, la veille de Noël, il tue deux aliénés renfermés avec lui à Bicêtre, et, il eût égorgé tous les habitans de l'hospice, dit le savant professeur, si l'on n'eût arrêté les efforts de sa fureur homicide.

Au rapport d'Hufeland, un aliéné a renouvelé, il y a quelques années, le sacrifice d'Abraham : un paysan prussien croit voir et entendre un ange qui lui ordonne, au nom de Dieu, d'immoler son fils sur un bûcher ; aussitôt il donne ordre à son fils de l'aider à porter du bois dans un lieu désigné et d'en faire un bûcher : celui-ci obéit ; son père l'étend sur le bûcher et l'immole : c'était son fils unique.

Nous avons recueilli les faits suivans : Une femme, d'un caractère triste, se reprochait quelques larcins faits à son mari : elle se rend au sermon, son imagination s'exalte, et en rentrant chez elle, elle tue un enfant qu'elle chérissait, pour en faire un ange..... Un aliéné devient tout-à-coup très-rouge, il entend une voix qui lui crie aussitôt : *Tue, tue, c'est ton ennemi ; tue, et tu seras libre*..... Une mère de famille se croit ruinée, sa position est affreuse, rien ne la peut changer : elle est convaincue que ses enfans sont destinés à tendre la main dans les rues ; le désespoir s'empare d'elle, elle forme la résolution de les tuer ; elle s'apprête pour accomplir son dessein ; au moment de l'exécution, la tendresse maternelle l'emporte, elle s'écrie : *Retirez mes enfans*[1].

Un officier autrichien, épris des charmes de la femme d'un de ses soldats, nommé Prohaska, et ne pouvant la faire consentir à répondre à ses désirs, se vengeait de ses refus sur son mari, en le condamnant injustement à recevoir un traitement barbare et ignominieux. Lorsque Prohaska apprend le motif véritable de la dureté de l'officier à son égard, il tombe dans une sorte de délire religieux. « Désormais je souffrirai en l'honneur » de Dieu, dit-il; lui-même a souffert, et cela » pourra m'être imputé à mérite ; je ferai en » sorte d'avoir dans le ciel des intercesseurs qui » prieront pour moi, afin qu'après ma mort je ne » reste pas long-temps en purgatoire. » Il proposa à sa femme d'approcher des sacremens, la conduisit ensuite dans un lieu écarté, l'embrassa tendrement et lui perça le cœur d'un coup de couteau ; des mouvemens convulsifs paraissant encore déceler en elle un reste de vie, il lui coupe la gorge pour mettre un terme à ses souffrances ; puis retourne promptement chez lui de crainte

[1] Dictionnaire des sciences médicales, tome XXX.

d'être arrêté avant d'avoir arraché ses deux enfans chéris à un monde pervers, et de les avoir envoyés au ciel pour lui servir d'intercesseurs. De retour dans sa maison, il prie quelqu'un d'aller auprès de sa femme qui, dit-il, a besoin de secours; ensuite il brise la tête à ses deux enfans avec une hache, et les porte sur son lit dans les bras l'un de l'autre. Alors il va rejoindre ses camarades, et leur dit, avec un air de contentement, qu'il a tué sa femme et ses enfans, et qu'ils sont désormais à l'abri de la séduction et du déshonneur. Ils me sauront gré, dit-il, du bonheur dont ils jouissent, et prieront pour moi dans le ciel[1].

Dans tous ses exemples, on voit les aliénés conduits au meurtre dans leur délire, par un motif quelconque; mais la monomanie homicide peut offrir un caractère plus terrible encore : elle s'empare quelquefois d'individus qui ne présentent aucune lésion des fonctions intellectuelles. Chez eux, il y a seulement perversion des qualités affectives ou morales et de la volonté; les malades conservent en apparence, un jugement sain,

[1] Gall, sur les fonctions du cerveau, tome Ier.

motivent leur conduite, et lorsqu'ils ne se livrent point à leurs actions extravagantes ou à leurs fureurs, ils ne paraissent pas différer des autres hommes. Cette variété de la monomanie a été bien décrite par le célèbre PINEL, qui l'a désignée sous le nom de *folie raisonnante* ou *manie sans délire* : « Les malades, dit-il, se livrent à des actes » d'extravagance, ou même de fureur, avec une » sorte de jugement conservé dans toute son inté- » grité, si on en juge par leurs propos. L'aliéné » fait les réponses les plus justes et les plus » précises aux questions des curieux ; on n'a- » perçoit aucune incohérence dans ses idées ; » il fait des lectures, il écrit des lettres, comme » si son entendement était parfaitement sain, » et trouve toujours quelque raison plausi- » ble pour justifier ses écarts et ses emporte- » mens. »

Ce savant professeur trace encore ailleurs les caractères de la manie sans délire ; voici ceux qu'il lui assigne. « Elle est continue ou marquée » par des accès périodiques ; nulle altération sen- » sible dans les fonctions de l'entendement, la » perception, le jugement, l'imagination, la mé- » moire, etc. ; mais perversion dans les affec-

» tion et impulsion aveugle à des actes de violence, » ou même d'une fureur sanguinaire, sans qu'on » puisse assigner aucune idée dominante, aucune » illusion de l'imagination qui soit la cause déter- » minante de ces funestes penchans. » M. Pinel cite l'exemple de trois aliénés dont les accès se renouvelaient constamment, après dix-huit mois de calme, et dont la durée était de six mois révolus. Le caractère particulier des accès était de n'offrir aucun trouble, aucun désordre dans les idées, aucun écart extravagant de l'imagination : ces malades répondaient de la manière la plus juste et la plus précise aux questions qu'on leur adressait ; mais ils étaient emportés par la fureur la plus fougeuse et par un instinct sanguinaire, dont ils sentaient eux-mêmes toute l'horreur, mais dont ils n'auraient point été les maîtres de réprimer l'atroce impulsion, sans les obstacles d'une réclusion sévère.

Parmi plusieurs exemples de manie sans délire, je rapporterai le suivant, qui donna lieu à une scène singulière, à une époque de la révolution que l'on voudrait pouvoir effacer de notre histoire.

Lors du massacre des prisons, les brigands,

qui avaient parfois la prétention de se montrer généreux, s'introduisent dans l'hospice des aliénés de Bicêtre : ils veulent, disent-ils, délivrer les victimes que l'*ancienne tyrannie* y a jetées, en feignant de les confondre avec les aliénés. Ils visitent en armes toutes les loges, interrogent les détenus, et passent outre, si l'aliénation est manifeste. L'un d'eux, retenu dans les chaînes, fixe leur attention par ses plaintes amères et ses paroles pleines de sens. — A l'entendre, il est victime de l'injustice la plus révoltante ; on n'a pas à lui reprocher un seul acte d'extravagance : n'est-ce pas une barbarie aussi odieuse qu'inutile de retenir dans les fers et de confondre avec des fous, un homme doué de toute sa raison. Avec un accent déchirant, il conjure ces généreux étrangers de faire cesser son oppression et de le rendre à la liberté.— A ces mots, les égorgeurs sont émus ; des murmures terribles et menaçans circulent dans la troupe indignée ; le tumulte s'accroît, les armes s'agitent, et tous ces hommes ivres de carnage poussent des imprécations et des cris de mort. Chose étrange ! ces monstres, tout couverts de sang et prêts à aller demander aux prisons de nouvelles victimes, accusent de barbarie le surveillant de l'hospice. En vain celui-ci en appelle à sa longue expérience et cite plusieurs exemples d'aliénés qui, sans être délirans, n'en sont pas moins très-redoutables par une fureur aveugle : les brigands ne l'écoutent pas, et, sensibles à l'honneur de réparer une injustice, ils veulent, à l'instant même, voir tomber les fers du captif. Enfin, on l'emmène en triomphe, aux cris répétés de *vive la république!* Le spectacle de tous ces hommes armés, leurs clameurs confuses et bruyantes, leurs faces enluminées par les vapeurs du vin, réveillent le délire de l'aliéné : il saisit la hache d'un de ses philantropes libérateurs, la fait tournoyer avec une vigueur et une rapidité effrayantes, frappe à droite et à gauche, fait jaillir le sang sous ses coups forcenés, et si on ne fût promptement parvenu à s'en rendre maître, il eût cette fois vengé l'humanité outragée.

M. FODERÉ, dans son savant Traité du Délire, a aussi fixé l'attention sur la manie sans délire, qu'il appelle fureur maniaque. L'honorable professeur de Strasbourg en trace ainsi les caractères : « Nulle altération sensible dans les fonctions » de l'entendement, de la perception, de la

» mémoire, de l'imagination; mais perversion
» temporaire dans les fonctions affectives, au
» point de méconnaître père, mère, femme, en-
» fans, enfin les personnes les plus chères;
» impulsion aveugle à voler, à insulter, à provo-
» quer et même à verser du sang, sans qu'on
» puisse assigner, durant ce funeste penchant,
» d'autre idée dominante que celle de faire le
» mal; véritable rage périodique, dont un
» violent accès de colère est une assez fidèle
» image. »

Depuis que PINEL a signalé l'existence de la manie sans délire, elle a été l'objet des recherches de plusieurs manigraphes; beaucoup d'auteurs, et notamment GALL, en ont rapporté des exemples remarquables. A l'occasion de divers procès criminels, intentés à des individus qui avaient commis sans motifs des actes de la plus horrible cruauté [1], le docteur GEORGET s'est livré à une discussion brillante de ces actes dans lesquels il a trouvé la preuve d'une monomanie homicide; il a recueilli, dans les différens mémoires qu'il a

[1] Affaires Léger, Papavoine, Henriette Cormier, etc.

publiés sur cet objet, les observations les plus remarquables, consignées dans les ouvrages sur la manie, et on lui doit le travail le plus intéressant qui ait été fait, sur l'objet qui nous occupe.

Il y a dans certains individus une inclination qui va par gradation, depuis le plaisir de voir mettre à mort des animaux et des hommes, jusqu'au désir le plus impérieux de tuer; et ce penchant a quelquefois influé sur le choix de leur profession. M. GALL en rapporte plusieurs exemples. Un garçon de pharmacie éprouvait un penchant si violent à tuer, qu'il se fit bourreau. Le fils d'un marchand, qui trouvait le même bonheur dans le meurtre, embrassa le métier de boucher. Un riche Hollandais payait les bouchers qui fournissaient la viande aux navires d'un port, pour qu'ils lui laissassent assommer les bœufs.

M. le docteur WORBE a publié un fait analogue : « Sur le minuit, un homme se présente à la » campagne du célèbre ANTOINE PETIT et lui » demande de le guérir d'une propension invin» cible qu'il a de tuer son maître qu'il sert depuis quinze ans ; il ajoute qu'il a une forte envie de

» se tuer lui-même. Cette idée lui était venue, » disait-il, tout-à-coup, et il ne pouvait la sur- » monter. PETIT accueille cet homme avec bonté, » le fait asseoir, le calme et lui fait prendre un » verre de bon vin. Dès la pointe du jour, sous » prétexte de faire préparer les remèdes conve- » nables, il le ramène à Paris chez un boucher, » et lui fait égorger sur-le-champ plusieurs mou- » tons, ce qu'il exécute d'abord avec délices; » mais au septième, le nouvel apprenti pâlit et » tombe en syncope. Cet homme a pris la pro- » fession de boucher, et tous les premiers jours » de l'an, il venait remercier PETIT de l'avoir arra- » ché à l'échafaud [1]. »

Parmi les nombreux exemples de monomanie homicide sans délire que je pourrais citer, je n'en rapporterai que quelques-uns, qui présenteront un tableau fidèle et complet de cette terrible aliénation.

Un homme, livré autrefois à un art mécanique et ensuite renfermé à Bicêtre, éprouve, par intervalles réguliers, des accès de fureur marqués

[1] Journal universel des sciences médicales, tome XLI.

par les symptômes suivans : d'abord, sentiment d'une ardeur brûlante dans les intestins, avec une soif intense et une forte constipation ; cette chaleur se propage par degrés à la poitrine, au cou, à la face avec un coloris plus animé ; parvenue aux tempes, elle devient encore plus vive, et produit des battemens très-forts et très-fréquens dans les artères de ces parties, comme si elles allaient se rompre : alors l'aliéné est dominé par un penchant sanguinaire irrésistible, et, s'il peut saisir un instrument tranchant, il est porté à sacrifier avec une sorte de rage la première personne qui s'offre à sa vue. Il jouit cependant à d'autres égards du libre exercice de sa raison, même durant les accès ; il répond directement aux questions qu'on lui fait et ne laisse échapper aucune incohérence dans les idées, aucun signe de délire, il sent profondément toute l'horreur de sa situation ; il est même pénétré de remords, comme s'il avait à se reprocher ce penchant forcené. Avant sa réclusion à Bicêtre, cet accès de fureur le saisit un jour dans sa maison ; il en avertit à l'instant sa femme, qu'il chérissait d'ailleurs, et il n'eut que le temps de lui crier de prendre la fuite pour se soustraire à une mort violente. A Bicêtre, mêmes accès de fureur périodique, mêmes penchans automatiques à des actes d'atrocité, dirigés quelquefois contre le surveillant, dont il ne cesse de louer les soins compatissans et la douceur. Ce combat intérieur que lui fait éprouver une raison saine, en opposition avec une cruauté sanguinaire, le réduit quelquefois au désespoir, et il a cherché souvent à terminer par la mort cette lutte insupportable. Un jour, il parvint à saisir le tranchet du cordonnier de l'hospice, et il se fit au côté droit de la poitrine et au bras une profonde blessure, qui fut suivie d'une hémorrhagie abondante [1].

Le docteur Gall rapporte qu'il a connu une femme de vingt-six ans, qui avait été atteinte d'une monomanie homicide, dont elle avait guéri. Elle éprouvait, surtout à l'époque des règles, des angoisses inexprimables; la tentation de se détruire, de tuer son mari et ses enfans, qui lui étaient infiniment chers ; c'est en frémissant de terreur qu'elle prévoyait le combat qui allait se livrer dans son ame, entre ses devoirs, ses principes de

[1] Pinel, Traité de l'Aliénation mentale ; 2e édition, page 157.

religion, et cette fureur insensée qui la poussait à l'action la plus atroce. Depuis long-temps elle n'avait pas le courage de baigner le plus jeune de ses enfans; car une voix intérieure lui disait sans relâche : *laisse-le couler*, *laisse-le couler*. Souvent elle avait à peine la force et le temps nécessaires pour jeter loin d'elle un couteau qu'elle aurait voulu plonger dans son sein, après avoir égorgé ses enfans. Entrait-elle dans la chambre de ces derniers ou dans celle de son mari; si elle trouvait, plongés dans le sommeil, les objets de sa tendresse, cette horrible pensée s'offrait à son esprit. Quelquefois elle fermait précipitamment sur elle la porte qu'elle venait d'ouvrir, elle en jetait la clef au loin, afin de n'avoir pas la possibilité d'y rentrer immédiatement.

Voici un observation que nous avons recueillie : « Dans une maison respectable d'Allemagne, une » mère de famille rentre chez elle; une domes- » tique, contre laquelle ne s'était jamais élevée la » moindre plainte, paraît vivement agitée et de- » mande à lui parler en particulier. Quand elle » est seule avec sa maîtresse, elle se jette à ses » pieds et la conjure, les larmes aux yeux, de lui » permettre de fuir sa maison. Étonnée de la sin-

» gularité de cette prière, la dame veut en con» naître le motif; mais elle est saisie d'horreur, » quand elle apprend que, tous les jours, la mal» heureuse domestique, en déshabillant son en» fant, éprouve le désir irrésistible de l'éventrer : » c'est la blancheur de ses chairs qui lui inspire » cette affreuse tentation ; elle craint d'y succom» ber, et veut s'éloigner. »

GEORGET rapporte que la femme d'un cordonnier vint lui demander des conseils pour un état qui la mettait au désespoir : elle avait l'apparence de la santé ; elle dormait bien, avait bon appétit ; ses menstrues étaient régulières ; elle n'éprouvait aucune douleur, la circulation n'offrait rien de particulier. Mais cette femme se plaint d'avoir des *idées* qui la portent à immoler ses quatre enfans, quoiqu'elle les aime, dit-elle, plus qu'elle même : elle craint alors de *faire un mauvais coup*, elle pleure, se désespère ; elle a envie de se jeter par la fenêtre. Dans ces momens elle devient rouge, elle ressent une impulsion irrésistible et non motivée, ce qui lui donne un saisissement et un tremblement général [1].

[1] Archives générales de médecine, Avril 1827.

Telles sont les formes principales de la monomanie. N'ayant pas la prétention de présenter une monographie complète de cette maladie, nous nous sommes bornés à en esquisser le tableau à grands traits. Nous n'avons pas non plus décrit toutes les variétés que cette vésanie affecte ; plus de détails auraient excédé de beaucoup les bornes d'une simple dissertation.

La monomanie est continue, intermittente et rémittente. Cette dernière forme est même la plus commune ; car il est peu de malades dont le délire ne s'exaspère, à des intervalles plus ou moins rapprochés. C'est surtout après les repas que les exacerbations s'observent ; chez les monomaniaques livrés à la tristesse, elles surviennent le soir ; l'approche de la nuit accroît leur terreur.

La monomanie gaie est plus souvent curable que celle qui s'accompagne de tristesse ; mais elle guérit moins fréquemment que la manie. La guérison s'obtient principalement, lorsque la maladie est récente, accidentelle, et qu'elle ne dépend pas de lésions organiques : c'est ordinairement au printemps qu'elle s'opère ; mais on ne peut la considérer comme solide, suivant M. ESQUIROL, que lorsqu'elle a été précédée de quelque commotion, de quelque crise physique ou morale ; et ce praticien se défie toujours de la guérison lorsqu'elle n'a pas été amenée par une crise. Ces crises se font par des sueurs abondantes, par des exanthèmes, par le retour d'hémorrhagies habituelles qui avaient été supprimées, par des évacuations alvines, par des vomissemens. M. Pinel cite deux mélancoliques qui ont été guéris : l'un par le développement d'une parotide, et l'autre par l'apparition d'un ictère. La manie vient quelquefois juger la monomanie, c'est-à-dire, que le délire, de partiel qu'il était, devient général. Quelquefois la mélancolie dégénère en démence, et alors tout espoir de guérison est perdu. Il ne faut pas s'empresser de croire à la guérison des mélancoliques ; ils ont quelquefois assez d'empire sur eux-mêmes, pour cacher l'objet de leur délire, et pour s'abstenir pendant long-temps d'en parler, quoiqu'ils continuent toujours à en être occupés. Mais il suffit d'un stratagème ou d'une circonstance quelconque, pour faire connaître l'erreur que l'on commettait en les croyant guéris. En voici un exemple : « Un jeune homme était devenu » maniaque en s'abandonnant à tous les excès de » l'ivrognerie. Reçu à Bedlam, on fut obligé de

» le renfermer et de le garder à vue durant plusieurs mois. Tout-à-coup il parut avoir recouvré sa raison, excepté qu'il portait encore dans ses regards et dans ses manières, quelque chose de suspect. HASLAM le rencontra un jour boîtant et ôtant ses souliers pour se frotter les pieds ; il disait seulement qu'il y avait des ampoules. Quelques jours après, il déclara à ce médecin qu'il était complétement guéri, et cependant il se frottait toujours les pieds, qu'on trouva parfaitement sains. Il témoigna alors avec embarras, qu'il voudrait bien trouver un ami, pour lui confier un secret de la plus haute importance. HASLAM parvient à lui persuader qu'il est cet ami ; et alors l'insensé lui confie que le plancher sur lequel il marche est échauffé par des feux souterrains, sous la direction d'agens invisibles et méchans, qui veulent le faire périr [1]. »

L'anatomie pathologique n'a rien appris sur les causes organiques de la monomanie, non plus que sur celles des autres aliénations. Les ouvertures de cadavres ne manquent pas ; mais les résultats

[1] FODERÉ, Traité du Délire, tome Ier, p. 616.

sont si variés, si disparates, qu'il est impossible d'établir aucun rapport, entre la maladie et les altérations cadavériques. Ainsi M. ESQUIROL a trouvé deux cas d'épaississement des méninges, trois points d'ossification adhérens à la faux du cerveau, quatre lésions organiques de ce viscère, cinq épanchemens sanguins dans les sinus ou la substance cérébrale ; il a trouvé les traces de soixante-cinq lésions organiques du poumon, onze fois des lésions du cœur, six fois de la sérosité dans la poitrine, sept fois des concrétions biliaires et des ulcères des intestins, six fois des ulcères de l'estomac, six fois des ulcères de l'utérus, cinq fois des adhérences et des suppurations du péritoine. Dans six cas, il a rencontré des vers intestinaux ; et dans deux, des lésions organiques du foie : mais sur ces cent soixante-huit cadavres de mélancoliques, il a trouvé trente fois le colon transverse devenu oblique ou même perpendiculaire. Suivant lui, ce déplacement peut expliquer la douleur épigastrique, les tiraillemens d'estomac et la constipation dont se plaignent si souvent les mélancoliques. GALL assure que le crâne des aliénés, et particulièrement celui des suicides, est épais et dense : contrairement à cette assertion, M. ESQUIROL dit qu'il possède plusieurs crânes d'aliénés et même de suicides, qui sont très-minces.

Traitement de la Monomanie.

Jusqu'à la fin du dernier siècle, la folie fut considérée comme un état maladif particulier, que l'on avait entièrement laissé en dehors de la science pathologique, en même temps que les fous, victimes de cruels préjugés, paraissaient avoir été proscrits par l'humanité. L'empirisme le plus aveugle présidait alors au traitement : des chaînes, des cachots pour les contenir ; la saignée jusqu'à extinction, pour renouveler leur sang trop impétueux ; la douche et les châtimens pour calmer la fureur ; les drastiques et les vomitifs, pour évacuer la bile et chasser la mélancolie : tels étaient à peu près les moyens qui composaient la thérapeutique des aliénations. Parmi les malheureux qui y étaient soumis, les plus malades tombaient dans la démence : ceux dont la raison n'était pas encore entièrement égarée, la perdaient bientôt tout-à-fait. Privés de mouvemens, d'air et de lumière ; accablés de mauvais traitemens, exténués par les saignées et les drastiques, beaucoup succombaient, fort peu recouvraient leur raison, la plupart devenaient incurables. Enfin, le vénérable PINEL vint, et à sa voix les fers des aliénés furent brisés ; le mépris dont ils étaient l'objet fit place à la compassion et à l'intérêt. Peu à peu on s'habitua à considérer les fous comme des hommes malades, et bientôt plusieurs médecins, jaloux d'attacher leur nom à une grande et salutaire réforme, marchèrent sur les pas de l'illustre nosographe, recherchèrent avec lui l'origine de la folie, en étudièrent le développement, les phénomènes, examinèrent le mode d'action des agens hygiéniques et thérapeutiques sur les aliénés, et par le concours de leurs travaux, ils élevèrent à la médecine, un des plus beaux monumens des temps modernes.

Les limites d'une simple dissertation ne me permettent pas d'examiner en détail l'emploi de tous les moyens, qui doivent concourir au traitement de la monomanie ; je dois me borner à en indiquer les bases. Je traiterai sommairement de l'isolement des aliénés, des moyens moraux, hygiéniques et médicamenteux, auxquels il convient de recourir dans le traitement de la monomanie ; mais auparavant il convient de poser les indications qui se présentent à remplir. Elles consistent, 1° à éloigner ou détruire, ou au moins atténuer les causes qui, après avoir amené le délire, l'entretiennent ou pourront le reproduire, lorsque le malade aura été ramené à la raison ; 2° à séparer le malade d'objets ou de personnes qui deviennent des motifs de délire, soit par l'erreur des sens, soit par de faux jugemens portés sur leurs attributs ou leurs actions ; 3° à rectifier les fausses sensations, les erreurs des sens d'où naissent des hallucinations, et une foule d'idées et d'actions bizarres ; 4° à détourner l'attention des monomaniaques trop fixée sur certains objets, faire oublier les idées fausses et vicieuses qui les obsèdent et les attristent, contre-balancer des penchans trop exaltés, rendre du courage aux monomaniaques tristes, les tirer de l'abattement moral qui les accable ; 5° à ramener les malades à leurs affections et leurs goûts ordinaires ; 6° enfin, à les placer dans une position telle qu'ils ne puissent nuire, ni aux autres, ni à eux-mêmes.

On connaît les nombreux succès que Willis a obtenus sur les aliénés que l'on allait confier à ses soins. L'isolement est en effet une des premières conditions pour remplir les indications que nous avons posées. Tous les médecins qui s'occupent du traitement de l'aliénation dans les différens pays, sont aujourd'hui d'accord sur la nécessité presque constante d'isoler les aliénés de leurs parens, et des personnes qui les entourent habituellement, et de les éloigner des lieux où ils vivaient jusqu'ici. Je vais exposer en résumé les avantages que l'on retire de l'isolement. Par ce moyen, on éloigne les malades des causes qui ont pu les affecter, et qui pourraient réveiller des impressions dont on doit tâcher de leur procurer l'oubli. On leur ôte la présence des personnes de qui ils ont le plus souvent à se plaindre, soit parce que, la maladie ayant été méconnue dans le principe, leurs actions ont été considérées comme des caprices dont on les a blâmés, soit parce que, par le fait même de la maladie, ils ont pris en aversion les personnes avec qui ils vivent. Dans une maison d'aliénés, le malade reçoit les soins d'individus qu'il ne connaît pas, et dont il n'est en droit de rien exiger. S'il reste dans sa famille, indocile, exigeant, il voudra être obéi, s'emportera, se livrera à des excès, si ceux dont il attend tout lui résistent : il n'exigera pas autant d'étrangers, qui, tout en n'épargnant pas les soins, paraissent les donner volontairement, et peuvent refuser de céder aux désirs du malade sans avoir rien à redouter de lui : il sera sensible alors aux marques d'affection qu'il recevra d'eux, et souvent s'efforcera par sa docilité de les mériter. Le monomaniaque qui se croit empereur, Dieu, etc., voyant tout dans sa famille plier sous sa volonté, persévérera dans ses erreurs ; et rien n'est plus fâcheux que d'entretenir les aliénés dans leur délire : dans une maison étrangère, il comprendra, au contraire, que son pouvoir n'est pas aussi grand qu'il se l'était imaginé. Enfin, croit-on possible que les parens et les amis du malade entrent complétement dans les vues du médecin ? N'est-il pas probable que, cédant à la crainte ou à la compassion, ils ne transgressent souvent des ordres dont l'exécution leur est pénible, ou bien qu'entraînés par l'impatience, ils ne se livrent à des excès préjudiciables au malade ?

Personne n'a mieux établi que M. Esquirol la nécessité de l'isolement. Je rapporterai à l'appui de ce que j'ai dit, le passage suivant, que j'emprunte à ce savant médecin :

« Le désordre, l'exaltation des idées de l'aliéné, » le mettent en contradiction non-seulement » avec ceux qui vivent avec lui, mais avec lui- » même : il se persuade qu'on veut le contrarier, » puisqu'on n'est point d'accord avec ses excès » et ses écarts. Ne comprenant pas ce qu'on lui » dit, il s'impatiente le plus souvent, il interprète » mal les paroles qu'on lui adresse : les témoi- » gnages de l'affection la plus tendre sont pris » pour des injures ou des énigmes qu'il ne com- » prend pas ; les soins les plus empressés sont des » vexations. Son cœur ne se nourrit bientôt plus » que de méfiance : il devient timide, ombrageux ; » il craint tout ce qui l'approche : ses soupçons » s'étendent aux personnes qui lui étaient les plus » chères. La conviction que chacun s'attache à le » contrarier, à le diffamer, à le rendre malheu- » reux, à le perdre, à le ruiner, vient mettre le » comble à cette perversion morale. Avec ces dis- » positions, laissez un aliéné au sein de sa famille, » bientôt ce tendre fils, dont le bonheur consistait » à vivre auprès de son père, désertera la maison » paternelle. Cet amant désespéré croit par ses » conseils ramener la raison égarée de celle qu'il » adore : l'infortuné rend la plaie plus profonde;

» son amante ne verra bientôt plus en lui qu'un perfide, un infidèle, qui affecte des dehors empressés » pour mieux la trahir.... Qu'espérer si l'on ne » change la situation de ces infortunés aussi fortement prévenus ? Et qui de nous n'a pas » éprouvé la différence qu'il y a d'être trompé, » contrarié, trahi par ses proches, ses amis, ou » de l'être par des individus qui nous sont étrangers et indifférens [1] ? »

On a reproché des inconvéniens à l'isolement : on a craint, par exemple, qu'en éloignant les aliénés de leur famille, en les séparant des objets de leurs affections, on ne les affligeât, et que leur délire n'en fût exaspéré ; mais le plus ordinairement ils ne tiennent plus à ceux qu'ils aimaient avant leur maladie, et cette séparation ne leur est pas pénible ; et dût-elle leur coûter des regrets, ce serait une raison de plus pour l'opérer ; car de cette manière on produirait une impression vive, étrangère à l'objet de leur délire, et le désir d'être bientôt rendus à leurs parens, deviendrait pour eux un puissant moyen de guérison. On

[1] Dictionnaire des sciences médicales, tome XVI.

objecte aussi qu'il y a des aliénés qui guérisent au sein de leur famille. Sans doute; mais c'est le plus petit nombre, et l'expérience a prouvé que l'isolement était nécessaire à la plupart des malades. Il faut observer qu'il est des cas ou des périodes de la maladie dans lesquelles il serait nuisible ; c'est au médecin de les reconnaître : il n'est pas un précepte de thérapeutique qui soit absolu.

On peut isoler un aliéné de trois manières : en le faisant voyager, en le plaçant dans une maison particulière, préparée pour lui, ou bien dans une maison d'aliénés. On conçoit que les voyages sont bien plus propres à distraire les aliénés qu'à les isoler. Ce n'est que dans la convalescence qu'ils sont avantageux ; mais pendant le cours de la maladie, ils ne peuvent pas se concilier avec l'emploi des moyens que le traitement nécessite. On n'en retire alors de bons effets que dans certaines variétés de la monomanie triste dans lesquelles il y a peu de délire.

L'isolement dans une maison préparée *ad hoc* est très-dispendieux et praticable dans peu de cas. Du reste, il est difficile qu'il réponde aux intentions du médecin. Le malade comprend qu'il est chez lui ; que ceux qui l'entourent sont à ses ordres, et personne ne peut exercer d'autorité sur lui : de plus, ceux qui le servent, n'ayant pas l'habitude de ce genre de soin, exécutent mal les ordres du médecin, et souvent agissent en sens contraire de ses intentions.

Ce n'est que dans des établissemens consacrés au traitement des aliénés que l'on trouve tous les avantages que procure l'isolement. En effet, ils sont construits le plus favorablement possible pour isoler et contenir les furieux, réunir les convalescens, les malades qui se conviennent et peuvent s'aider dans leur guérison, prévenir les accidens qui peuvent résulter du penchant au suicide, etc. Ces établissemens renferment des gens de service accoutumés à soigner avec calme et patience les aliénés, sachant céder ou imposer lorsque c'est nécessaire, habitués à leurs caprices. Ces maisons renferment tous les moyens de traitement, de distraction et de répression convenables ; enfin, les malades y sont soustraits à toute influence étrangère, livrés entièrement à la direction du médecin.

Les moyens moraux constituent une partie importante du traitement de la monomanie. Je n'exposerai pas avec détails les ressources que l'on en peut tirer, je me bornerai à dire d'après quels principes on doit tenter d'agir sur le moral des monomaniaques.

1° On ne doit jamais exercer l'esprit des malades dans le sens de leur délire ; si on flatte les idées de domination, d'ambition, d'orgueil d'un homme qui se croit roi, on finira par le rendre incurable.

2° Cependant il ne faut pas attaquer de front et ouvertement les idées ou les penchans des monomaniaques. Le médecin perdrait de cette manière l'affection et la confiance qui sont nécessaires pour agir sur le moral, et il ne réussirait pas à les convaincre. Un aliéné croit ses discours et ses actions raisonnables, et malgré tous les argumens possibles, vous ne pourrez pas le dissuader.

3° Il faut faire naître, par des impressions diverses, des idées nouvelles, des affections morales, et réveiller des facultés inactives. C'est au médecin expérimenté à trouver les moyens de remplir ces indications ; il lui faut pour cela une grande sagacité, que l'expérience et un vif intérêt, pour les malheureux confiés à ses soins peuvent seuls développer en lui.

Ces moyens consistent principalement :

1° A changer la direction des idées du malade, pour lui faire oublier celles qui le préoccupent. On produit souvent ces effets par la distraction que procurent le travail manuel, la culture du jardin, les objets de récréation, etc. 2° A contre-balancer par leur opposition les idées dominantes, à faire naître des affections, des passions, qui l'emportent sur celle qui fait l'objet du délire : on trouve dans l'ouvrage de PINEL, des exemples bien remarquables de l'art de diriger l'intelligence, et les passions des aliénés. 3° A combattre toujours par des faits des idées déraisonnables. Ainsi, au lieu de refuser à un monomaniaque la qualité de Dieu ou de roi qu'il s'attribue, prouvez-lui qu'il est sans puissance, qu'il est sous votre autorité, que vous avez tout pouvoir sur lui, et vous réussirez souvent à lui faire reconnaître son erreur. Pour compléter ce qui est relatif au traitement moral, je dois encore dire quelques mots de la musique et des spectacles, dont on a vanté les effets dans le traitement de la monomanie. On a certainement exagéré l'influence de ces deux moyens. M. ESQUIROL dit qu'il a très-souvent essayé les effets de la musique sur les aliénés, et qu'il a rarement obtenu quelques succès : elle calme, elle repose l'esprit ; mais elle ne guérit pas. Ce médecin a vu des malades qu'elle rendait furieux : l'un, parce que tous les tons lui paraissaient faux ; l'autre, parce qu'il trouvait cruel que sans pitié pour son infortune on s'amusât autour de lui. Je pense que ce moyen n'est efficace que lorsque le monomaniaque consent à faire lui-même de la musique ; car tout ce qui peut distraire son attention continuellement fixée sur l'objet de son délire, est salutaire. Si la musique est ordinairement efficace, du moins elle a rarement des inconvéniens. Il n'en est pas de même des spectacles ; les émotions que font naître les représentations théâtrales, la réunion d'un grand nombre d'individus, l'éclat des lumières, l'air chaud et étouffé produisent presque toujours un effet fâcheux sur les monomaniaques ; ou bien, préoccupés, ils ne font pas attention à ce qui se passe devant eux, ou bien, s'ils prennent part à la représentation, ils en sont trop vivement affectés. Chez les convalescens même les émotions sont trop vives, et en les conduisant au spectacle, on les expose à des rechutes.

Les moyens hygiéniques doivent concourir avec ceux dont j'ai déjà parlé au traitement de la monomanie. Les malades doivent être placés dans un lieu sec, clair et bien aéré : la maison qui les renferme, doit être adjacente à de grands jardins dans lesquels ils peuvent se promener librement et se livrer à la culture de la terre : on retire de bons effets de l'exercice du corps, de l'équitation, de la paume, de l'escrime, de la culture, etc. Ces exercices, si favorables dans toutes les affections du système nerveux, ont en outre ici l'avantage de distraire les malades. Par les temps froids et humides, on doit les astreindre à se vêtir chaudement, pour prévenir le développement du scorbut, qui est très-fréquent chez les aliénés. On ne doit jamais les priver de feu ; c'est un préjugé vulgaire que les fous n'ont jamais froids : il est vrai que la plupart y sont peu sensibles, mais il faut qu'ils aient le choix de rester, suivant leurs dispositions, dans un air chaud ou dans un air froid.

Le régime alimentaire doit être l'objet d'une attention spéciale. Les alimens doivent être préparés simplement, de bonne qualité, et être choisis parmi les substances les moins stimulantes. Il faut avoir soin de les distribuer plusieurs fois par jour, et ne jamais les délivrer en une seule fois ; car souvent alors le malade en mange de suite la totalité, ou bien il les jette ou les souille. La quantité d'aliment doit être relative à l'état des fonctions digestives : si le malade veut manger peu, on ne doit pas le contraindre à manger davantage ; s'il veut une grande quantité d'alimens, il ne faut la lui accorder qu'autant qu'il peut la supporter. Mais en général, on ne s'expose pas à mal faire en cédant sur ce point aux désirs des malades ; il est fort rare que ceux qui ne peuvent pas digérer, veulent manger au-delà de leur appétit. Lorsque les voies digestives sont irritées, il faut astreindre le malade au régime végétal et lacté. Le vin et les autres boissons fermentées doivent être bannies du régime des monomaniaques, quelques cas particuliers exceptés : on ne peut les accorder qu'aux incurables. La plupart des aliénés sont toujours dévorés de soif ; il faut leur donner les moyens d'y satisfaire, en leur accordant à discrétion des boissons acidules ou des tisanes rafraîchissantes.

Quelquefois les monomaniaques refusent de manger, soit par crainte d'être empoisonnés, soit par suite d'intentions suicides. Il faut tenter par la persuasion, par les corrections, telles que la réclusion, la camisole, la douche, etc., de vaincre leur opiniâtreté, et enfin, si on n'y réussit pas, il faut les contenir par la camisole, et à l'aide d'une sonde introduite dans le pharynx par les fosses nasales, leur injecter des bouillons dans l'estomac.

On doit surveiller les sécrétions et les excrétions des monomaniaques : il faut, par des vêtemens convenables et l'exercice, exciter la perspiration cutanée, qui est souvent supprimée chez eux. Il faut aussi qu'ils aient le ventre habituellement libre ; car il est d'observation que la constipation, à laquelle ils sont très-sujets, a une influence fâcheuse sur le cerveau. Ce n'est point par des purgatifs, dont l'usage journalier serait dangereux, qu'il faut y remédier ; mais par des lavemens légèrement laxatifs. Il est superflu de dire, qu'il faut travailler à rétablir les évacuations périodiques, qui peuvent être supprimées.

Les bains constituent une partie importante du traitement de la monomanie. Les malades doivent être baignés tous les jours, lorsque quelque contre-indication ne s'y oppose pas. En général, ce sont les bains tièdes dont on fait usage ; mais pendant l'été les bains froids sont préférables chez les malades, qui sont dans la période d'excitation : on doit aussi les employer comme toniques chez ceux qui ont une grande irritabilité jointe à de la faiblesse ; c'est souvent l'état de ceux qui ont abusé de la masturbation. Dans les commencemens, les bains froids doivent se borner à une simple immersion ; mais plus tard, les malades peuvent les supporter pendant un temps dont on accroît graduellement la durée.

Les bains de surprise ont été vantés par plusieurs médecins : il est certain qu'ils ont produit quelques succès ; mais c'est un moyen dangereux, dont on ne devra jamais user qu'avec la plus grande circonspection. On conçoit quel trouble doivent produire la surpise, l'effroi, la submersion momentanée et la crainte d'être noyé. MM. Pinel et Esquirol les ont absolument proscrits. Ce dernier déclare que, lorsqu'il les entend recommander, il aimerait autant que l'on conseillât de précipiter les aliénés d'un troisième étage, parce qu'on a vu quelques fous guérir après avoir fait une chute sur la tête.

Dans la période d'excitation, lorsque les malades ressentent de la chaleur à la tête, les affusions et les applications froides sont d'un grand avantage.

La douche, dans les mêmes circonstances, peut aussi être avantageuse ; mais c'est un moyen dont on a abusé, et qu'il ne faut employer qu'avec circonspection et discernement. Elle devra presque toujours être remplacée, dans la monomanie, par les affusions et les applications froides : on n'est guère obligé de l'employer dans le traitement de cette forme de l'aliénation que comme moyen de répression. C'est plutôt dans la monomanie avec fureur ou avec une grande excitation cérébrale, que les douches sont avantageuses ; mais il faut éviter d'en faire une torture, et pour cela, il faut ne faire tomber l'eau que d'une petite hauteur. On évite ainsi ordinairement les cardialgies, les envies de vomir, et les angoisses inexprimables que détermine la chute de l'eau d'une certaine hauteur sur la tête.

La saignée est avec les purgatifs le moyen dont on a le plus abusé, dans le traitement des aliénations. Il a été un temps où l'on saignait indistinctement, jusqu'au point de jeter dans un état d'anémie tous les aliénés. C'est encore à l'influence de M. Pinel que l'on doit la réforme de cette méthode aussi absurde que dangereuse, dont l'incurabilité de la folie était ordinairement le moindre inconvénient. Nous établissons en principe que la monomanie n'est point une indication spéciale d'évacuation sanguine, et qu'il ne faut y recourir, chez les individus qui en sont atteints, que lorsque la pléthore ou un état d'irritation d'un viscère la rend nécessaire, comme chez tout autre sujet. Seulement les saignées locales aux tempes ou à l'anus sont souvent très-utiles dans la période d'excitation, lorsqu'il y a céphalalgie, chaleur habituelle à la tête, insomnie, etc. On devra même les répéter, toutes les fois que ces symptômes se reproduiront. Chez beaucoup de monomaniaques, on voit, dans le début de la maladie principalement, une grande sensibilité épigastrique, de la rougeur à la pointe, et à la circonférence de la langue. Ces symptômes, joints à la soif et à la perte de l'appétit, ne permettent pas de méconnaître une irritation gastro-intestinale, contre laquelle les saignées locales sont encore d'un grand avantage. La plupart des monomaniaques, dans les premiers temps, sont affectés d'insomnie. L'opium, moyen banal, auquel on a recours pour calmer toutes les douleurs nerveuses et toutes les insomnies, ne convient point dans la monomanie, non plus que dans la plupart des autres aliénations, à cause de l'inconvénient qu'il a de déterminer des congestions cérébrales, et d'ajouter à la céphalalgie. Du reste, le plus souvent il ne réussit pas chez les aliénés à procurer le sommeil : c'est par les bains administrés le soir, les affusions froides, l'exercice poussé jusqu'à la fatigue, que l'on parviendra à en procurer le bienfait aux malades.

D'après le rapide exposé que je viens de faire des moyens curatifs de la monomanie, on a vu que le traitement des aliénations n'était plus empirique, et qu'il était rentré dans le domaine thérapeutique générale. Il ne me reste plus qu'à dire quelques mots des vomitifs et des purgatifs, qui ont aussi pendant long-temps constitué une méthode banale du traitement des maladies mentales. On peut leur appliquer ce que j'ai dit plus haut de la saignée. La monomanie ne peut pas en général, constituer une indication formelle et spéciale, à l'emploi des purgatifs ; s'ils sont avantageux, administrés à petite dose, et à de grands intervalles, pour vaincre la constipation, pour déterminer une révulsion favorable sur le canal intestinal, les drastiques administrés d'une manière soutenue, épuisent les malades, détruisent les forces digestives, et ajoutent à ce mal-aise intérieur, à ces angoisses viscérales, si je puis parler ainsi, qui tourmentent ordinairement les monomaniaques, autant que les maux imaginaires qui obscurcissent leur raison.

FIN.

www.ingramcontent.com/pod-product-compliance
Ingram Content Group UK Ltd.
Pitfield, Milton Keynes, MK11 3LW, UK
UKHW020326250726
13967UKWH00004B/1881

9 782012 883482